A Healthy life is a Happy life

This book belongs to

....

MY STATS WHEN I STARTED THIS HEART HEALTH JOURNAL

TIME	BLOOD PRESSURE		PULSE HEART RATE	WEIGHT	BLOOD SUGAR MEASUREMENTS (mg/dL)
	SYSTOLIC (UPPER)	DIASTOLIC (LOWER)			
__:__ AM					
__:__ AM					
__:__ PM					
__:__ PM					

STEPS I'M GOING TO TAKE FOR A PERFECT HEART HEALTH

1. _____
2. _____
3. _____
4. _____
5. _____
6. _____
7. _____
8. _____
9. _____

MY FAVORITE MOTIVATIONAL QUOTE THAT INSPIRES ME ON THIS JOURNEY

_____
_____
_____
_____
_____
_____
_____

REASONS WHY I NEED TO FOCUS ON MY HEART HEALTH

1. _____
2. _____
3. _____
4. _____
5. _____
6. _____
7. _____
8. _____
9. _____

MEDICAL APPOINTMENTS

Date	Time	Doctor	Contact	
Reason for Visit		**Questions**	**Outcome**	
			Medication Prescribed	
Notes			**Treatment**	
			Follow up	

Date	Time	Doctor	Contact	
Reason for Visit		**Questions**	**Outcome**	
			Medication Prescribed	
Notes			**Treatment**	
			Follow up	

Date	Time	Doctor	Contact	
Reason for Visit		**Questions**	**Outcome**	
			Medication Prescribed	
Notes			**Treatment**	
			Follow up	

MEDICAL APPOINTMENTS

Date	Time	Doctor	Contact
Reason for Visit		**Questions**	**Outcome**
			Medication Prescribed
Notes			**Treatment**
			Follow up

Date	Time	Doctor	Contact
Reason for Visit		**Questions**	**Outcome**
			Medication Prescribed
Notes			**Treatment**
			Follow up

Date	Time	Doctor	Contact
Reason for Visit		**Questions**	**Outcome**
			Medication Prescribed
Notes			**Treatment**
			Follow up

YEAR: MONTH: WEEK:

	TIME	BLOOD PRESSURE		PULSE HEART RATE	WEIGHT	BLOOD SUGAR MEASUREMENTS (mg/dL)
		SYSTOLIC (UPPER)	DIASTOLIC (LOWER)			
MONDAY	__:__ AM					
	__:__ AM					
	__:__ PM					
	__:__ PM					

	TIME	BLOOD PRESSURE		PULSE HEART RATE	WEIGHT	BLOOD SUGAR MEASUREMENTS (mg/dL)
		SYSTOLIC (UPPER)	DIASTOLIC (LOWER)			
TUESDAY	__:__ AM					
	__:__ AM					
	__:__ PM					
	__:__ PM					

	TIME	BLOOD PRESSURE		PULSE HEART RATE	WEIGHT	BLOOD SUGAR MEASUREMENTS (mg/dL)
		SYSTOLIC (UPPER)	DIASTOLIC (LOWER)			
WEDNESDAY	__:__ AM					
	__:__ AM					
	__:__ PM					
	__:__ PM					

	TIME	BLOOD PRESSURE		PULSE HEART RATE	WEIGHT	BLOOD SUGAR MEASUREMENTS (mg/dL)
		SYSTOLIC (UPPER)	DIASTOLIC (LOWER)			
THURSDAY	__:__ AM					
	__:__ AM					
	__:__ PM					
	__:__ PM					

YEAR: MONTH: WEEK:

	TIME	BLOOD PRESSURE		PULSE HEART RATE	WEIGHT	BLOOD SUGAR MEASUREMENTS (mg/dL)
		SYSTOLIC (UPPER)	DIASTOLIC (LOWER)			
FRIDAY	__:__ AM					
	__:__ AM					
	__:__ PM					
	__:__ PM					

	TIME	BLOOD PRESSURE		PULSE HEART RATE	WEIGHT	BLOOD SUGAR MEASUREMENTS (mg/dL)
		SYSTOLIC (UPPER)	DIASTOLIC (LOWER)			
SATURDAY	__:__ AM					
	__:__ AM					
	__:__ PM					
	__:__ PM					

	TIME	BLOOD PRESSURE		PULSE HEART RATE	WEIGHT	BLOOD SUGAR MEASUREMENTS (mg/dL)
		SYSTOLIC (UPPER)	DIASTOLIC (LOWER)			
SUNDAY	__:__ AM					
	__:__ AM					
	__:__ PM					
	__:__ PM					

WEEKLY NOTES:

_____
_____
_____
_____
_____

YEAR:　　　　　　　　　　MONTH:　　　　　　　　　　WEEK:

	TIME	BLOOD PRESSURE		PULSE HEART RATE	WEIGHT	BLOOD SUGAR MEASUREMENTS (mg/dL)
		SYSTOLIC (UPPER)	DIASTOLIC (LOWER)			
MONDAY	__:__ AM					
	__:__ AM					
	__:__ PM					
	__:__ PM					

	TIME	BLOOD PRESSURE		PULSE HEART RATE	WEIGHT	BLOOD SUGAR MEASUREMENTS (mg/dL)
		SYSTOLIC (UPPER)	DIASTOLIC (LOWER)			
TUESDAY	__:__ AM					
	__:__ AM					
	__:__ PM					
	__:__ PM					

	TIME	BLOOD PRESSURE		PULSE HEART RATE	WEIGHT	BLOOD SUGAR MEASUREMENTS (mg/dL)
		SYSTOLIC (UPPER)	DIASTOLIC (LOWER)			
WEDNESDAY	__:__ AM					
	__:__ AM					
	__:__ PM					
	__:__ PM					

	TIME	BLOOD PRESSURE		PULSE HEART RATE	WEIGHT	BLOOD SUGAR MEASUREMENTS (mg/dL)
		SYSTOLIC (UPPER)	DIASTOLIC (LOWER)			
THURSDAY	__:__ AM					
	__:__ AM					
	__:__ PM					
	__:__ PM					

YEAR: MONTH: WEEK:

	TIME	BLOOD PRESSURE		PULSE HEART RATE	WEIGHT	BLOOD SUGAR MEASUREMENTS (mg/dL)
		SYSTOLIC (UPPER)	DIASTOLIC (LOWER)			
FRIDAY	__:__ AM					
	__:__ AM					
	__:__ PM					
	__:__ PM					

	TIME	BLOOD PRESSURE		PULSE HEART RATE	WEIGHT	BLOOD SUGAR MEASUREMENTS (mg/dL)
		SYSTOLIC (UPPER)	DIASTOLIC (LOWER)			
SATURDAY	__:__ AM					
	__:__ AM					
	__:__ PM					
	__:__ PM					

	TIME	BLOOD PRESSURE		PULSE HEART RATE	WEIGHT	BLOOD SUGAR MEASUREMENTS (mg/dL)
		SYSTOLIC (UPPER)	DIASTOLIC (LOWER)			
SUNDAY	__:__ AM					
	__:__ AM					
	__:__ PM					
	__:__ PM					

WEEKLY NOTES:

_____

_____

_____

_____

_____

YEAR: MONTH: WEEK:

	TIME	BLOOD PRESSURE		PULSE HEART RATE	WEIGHT	BLOOD SUGAR MEASUREMENTS (mg/dL)
		SYSTOLIC (UPPER)	DIASTOLIC (LOWER)			
MONDAY	__:__ AM					
	__:__ AM					
	__:__ PM					
	__:__ PM					

	TIME	BLOOD PRESSURE		PULSE HEART RATE	WEIGHT	BLOOD SUGAR MEASUREMENTS (mg/dL)
		SYSTOLIC (UPPER)	DIASTOLIC (LOWER)			
TUESDAY	__:__ AM					
	__:__ AM					
	__:__ PM					
	__:__ PM					

	TIME	BLOOD PRESSURE		PULSE HEART RATE	WEIGHT	BLOOD SUGAR MEASUREMENTS (mg/dL)
		SYSTOLIC (UPPER)	DIASTOLIC (LOWER)			
WEDNESDAY	__:__ AM					
	__:__ AM					
	__:__ PM					
	__:__ PM					

	TIME	BLOOD PRESSURE		PULSE HEART RATE	WEIGHT	BLOOD SUGAR MEASUREMENTS (mg/dL)
		SYSTOLIC (UPPER)	DIASTOLIC (LOWER)			
THURSDAY	__:__ AM					
	__:__ AM					
	__:__ PM					
	__:__ PM					

YEAR: MONTH: WEEK:

FRIDAY

TIME	BLOOD PRESSURE		PULSE HEART RATE	WEIGHT	BLOOD SUGAR MEASUREMENTS (mg/dL)
	SYSTOLIC (UPPER)	DIASTOLIC (LOWER)			
__:__ AM					
__:__ AM					
__:__ PM					
__:__ PM					

SATURDAY

TIME	BLOOD PRESSURE		PULSE HEART RATE	WEIGHT	BLOOD SUGAR MEASUREMENTS (mg/dL)
	SYSTOLIC (UPPER)	DIASTOLIC (LOWER)			
__:__ AM					
__:__ AM					
__:__ PM					
__:__ PM					

SUNDAY

TIME	BLOOD PRESSURE		PULSE HEART RATE	WEIGHT	BLOOD SUGAR MEASUREMENTS (mg/dL)
	SYSTOLIC (UPPER)	DIASTOLIC (LOWER)			
__:__ AM					
__:__ AM					
__:__ PM					
__:__ PM					

WEEKLY NOTES:

_____
_____
_____
_____
_____

YEAR: MONTH: WEEK:

	TIME	BLOOD PRESSURE		PULSE HEART RATE	WEIGHT	BLOOD SUGAR MEASUREMENTS (mg/dL)
		SYSTOLIC (UPPER)	DIASTOLIC (LOWER)			
MONDAY	__:__ AM					
	__:__ AM					
	__:__ PM					
	__:__ PM					

	TIME	BLOOD PRESSURE		PULSE HEART RATE	WEIGHT	BLOOD SUGAR MEASUREMENTS (mg/dL)
		SYSTOLIC (UPPER)	DIASTOLIC (LOWER)			
TUESDAY	__:__ AM					
	__:__ AM					
	__:__ PM					
	__:__ PM					

	TIME	BLOOD PRESSURE		PULSE HEART RATE	WEIGHT	BLOOD SUGAR MEASUREMENTS (mg/dL)
		SYSTOLIC (UPPER)	DIASTOLIC (LOWER)			
WEDNESDAY	__:__ AM					
	__:__ AM					
	__:__ PM					
	__:__ PM					

	TIME	BLOOD PRESSURE		PULSE HEART RATE	WEIGHT	BLOOD SUGAR MEASUREMENTS (mg/dL)
		SYSTOLIC (UPPER)	DIASTOLIC (LOWER)			
THURSDAY	__:__ AM					
	__:__ AM					
	__:__ PM					
	__:__ PM					

YEAR:　　　　　　　　　MONTH:　　　　　　　　　WEEK:

	TIME	BLOOD PRESSURE		PULSE HEART RATE	WEIGHT	BLOOD SUGAR MEASUREMENTS (mg/dL)
		SYSTOLIC (UPPER)	DIASTOLIC (LOWER)			
FRIDAY	__:__ AM					
	__:__ AM					
	__:__ PM					
	__:__ PM					

	TIME	BLOOD PRESSURE		PULSE HEART RATE	WEIGHT	BLOOD SUGAR MEASUREMENTS (mg/dL)
		SYSTOLIC (UPPER)	DIASTOLIC (LOWER)			
SATURDAY	__:__ AM					
	__:__ AM					
	__:__ PM					
	__:__ PM					

	TIME	BLOOD PRESSURE		PULSE HEART RATE	WEIGHT	BLOOD SUGAR MEASUREMENTS (mg/dL)
		SYSTOLIC (UPPER)	DIASTOLIC (LOWER)			
SUNDAY	__:__ AM					
	__:__ AM					
	__:__ PM					
	__:__ PM					

WEEKLY NOTES:

_____
_____
_____
_____
_____

YEAR: MONTH: WEEK:

	TIME	BLOOD PRESSURE		PULSE HEART RATE	WEIGHT	BLOOD SUGAR MEASUREMENTS (mg/dL)
		SYSTOLIC (UPPER)	DIASTOLIC (LOWER)			
MONDAY	__:__ AM					
	__:__ AM					
	__:__ PM					
	__:__ PM					

	TIME	BLOOD PRESSURE		PULSE HEART RATE	WEIGHT	BLOOD SUGAR MEASUREMENTS (mg/dL)
		SYSTOLIC (UPPER)	DIASTOLIC (LOWER)			
TUESDAY	__:__ AM					
	__:__ AM					
	__:__ PM					
	__:__ PM					

	TIME	BLOOD PRESSURE		PULSE HEART RATE	WEIGHT	BLOOD SUGAR MEASUREMENTS (mg/dL)
		SYSTOLIC (UPPER)	DIASTOLIC (LOWER)			
WEDNESDAY	__:__ AM					
	__:__ AM					
	__:__ PM					
	__:__ PM					

	TIME	BLOOD PRESSURE		PULSE HEART RATE	WEIGHT	BLOOD SUGAR MEASUREMENTS (mg/dL)
		SYSTOLIC (UPPER)	DIASTOLIC (LOWER)			
THURSDAY	__:__ AM					
	__:__ AM					
	__:__ PM					
	__:__ PM					

YEAR: MONTH: WEEK:

	TIME	BLOOD PRESSURE		PULSE HEART RATE	WEIGHT	BLOOD SUGAR MEASUREMENTS (mg/dL)
		SYSTOLIC (UPPER)	DIASTOLIC (LOWER)			
FRIDAY	__:__ AM					
	__:__ AM					
	__:__ PM					
	__:__ PM					

	TIME	BLOOD PRESSURE		PULSE HEART RATE	WEIGHT	BLOOD SUGAR MEASUREMENTS (mg/dL)
		SYSTOLIC (UPPER)	DIASTOLIC (LOWER)			
SATURDAY	__:__ AM					
	__:__ AM					
	__:__ PM					
	__:__ PM					

	TIME	BLOOD PRESSURE		PULSE HEART RATE	WEIGHT	BLOOD SUGAR MEASUREMENTS (mg/dL)
		SYSTOLIC (UPPER)	DIASTOLIC (LOWER)			
SUNDAY	__:__ AM					
	__:__ AM					
	__:__ PM					
	__:__ PM					

WEEKLY NOTES:

_____
_____
_____
_____
_____
_____

YEAR: MONTH: WEEK:

	TIME	BLOOD PRESSURE		PULSE HEART RATE	WEIGHT	BLOOD SUGAR MEASUREMENTS (mg/dL)
		SYSTOLIC (UPPER)	DIASTOLIC (LOWER)			
MONDAY	__:__ AM					
	__:__ AM					
	__:__ PM					
	__:__ PM					

	TIME	BLOOD PRESSURE		PULSE HEART RATE	WEIGHT	BLOOD SUGAR MEASUREMENTS (mg/dL)
		SYSTOLIC (UPPER)	DIASTOLIC (LOWER)			
TUESDAY	__:__ AM					
	__:__ AM					
	__:__ PM					
	__:__ PM					

	TIME	BLOOD PRESSURE		PULSE HEART RATE	WEIGHT	BLOOD SUGAR MEASUREMENTS (mg/dL)
		SYSTOLIC (UPPER)	DIASTOLIC (LOWER)			
WEDNESDAY	__:__ AM					
	__:__ AM					
	__:__ PM					
	__:__ PM					

	TIME	BLOOD PRESSURE		PULSE HEART RATE	WEIGHT	BLOOD SUGAR MEASUREMENTS (mg/dL)
		SYSTOLIC (UPPER)	DIASTOLIC (LOWER)			
THURSDAY	__:__ AM					
	__:__ AM					
	__:__ PM					
	__:__ PM					

YEAR: MONTH: WEEK:

	TIME	BLOOD PRESSURE		PULSE HEART RATE	WEIGHT	BLOOD SUGAR MEASUREMENTS (mg/dL)
		SYSTOLIC (UPPER)	DIASTOLIC (LOWER)			
FRIDAY	__:__ AM					
	__:__ AM					
	__:__ PM					
	__:__ PM					

	TIME	BLOOD PRESSURE		PULSE HEART RATE	WEIGHT	BLOOD SUGAR MEASUREMENTS (mg/dL)
		SYSTOLIC (UPPER)	DIASTOLIC (LOWER)			
SATURDAY	__:__ AM					
	__:__ AM					
	__:__ PM					
	__:__ PM					

	TIME	BLOOD PRESSURE		PULSE HEART RATE	WEIGHT	BLOOD SUGAR MEASUREMENTS (mg/dL)
		SYSTOLIC (UPPER)	DIASTOLIC (LOWER)			
SUNDAY	__:__ AM					
	__:__ AM					
	__:__ PM					
	__:__ PM					

WEEKLY NOTES:

_____

_____

_____

_____

_____

YEAR: MONTH: WEEK:

	TIME	BLOOD PRESSURE		PULSE HEART RATE	WEIGHT	BLOOD SUGAR MEASUREMENTS (mg/dL)
		SYSTOLIC (UPPER)	DIASTOLIC (LOWER)			
MONDAY	__:__ AM					
	__:__ AM					
	__:__ PM					
	__:__ PM					

	TIME	BLOOD PRESSURE		PULSE HEART RATE	WEIGHT	BLOOD SUGAR MEASUREMENTS (mg/dL)
		SYSTOLIC (UPPER)	DIASTOLIC (LOWER)			
TUESDAY	__:__ AM					
	__:__ AM					
	__:__ PM					
	__:__ PM					

	TIME	BLOOD PRESSURE		PULSE HEART RATE	WEIGHT	BLOOD SUGAR MEASUREMENTS (mg/dL)
		SYSTOLIC (UPPER)	DIASTOLIC (LOWER)			
WEDNESDAY	__:__ AM					
	__:__ AM					
	__:__ PM					
	__:__ PM					

	TIME	BLOOD PRESSURE		PULSE HEART RATE	WEIGHT	BLOOD SUGAR MEASUREMENTS (mg/dL)
		SYSTOLIC (UPPER)	DIASTOLIC (LOWER)			
THURSDAY	__:__ AM					
	__:__ AM					
	__:__ PM					
	__:__ PM					

YEAR: MONTH: WEEK:

FRIDAY

TIME	BLOOD PRESSURE		PULSE HEART RATE	WEIGHT	BLOOD SUGAR MEASUREMENTS (mg/dL)
	SYSTOLIC (UPPER)	DIASTOLIC (LOWER)			
__:__ AM					
__:__ AM					
__:__ PM					
__:__ PM					

SATURDAY

TIME	BLOOD PRESSURE		PULSE HEART RATE	WEIGHT	BLOOD SUGAR MEASUREMENTS (mg/dL)
	SYSTOLIC (UPPER)	DIASTOLIC (LOWER)			
__:__ AM					
__:__ AM					
__:__ PM					
__:__ PM					

SUNDAY

TIME	BLOOD PRESSURE		PULSE HEART RATE	WEIGHT	BLOOD SUGAR MEASUREMENTS (mg/dL)
	SYSTOLIC (UPPER)	DIASTOLIC (LOWER)			
__:__ AM					
__:__ AM					
__:__ PM					
__:__ PM					

WEEKLY NOTES:

_____
_____
_____
_____
_____

YEAR: MONTH: WEEK:

	TIME	BLOOD PRESSURE		PULSE HEART RATE	WEIGHT	BLOOD SUGAR MEASUREMENTS (mg/dL)
		SYSTOLIC (UPPER)	DIASTOLIC (LOWER)			
MONDAY	__:__ AM					
	__:__ AM					
	__:__ PM					
	__:__ PM					

	TIME	BLOOD PRESSURE		PULSE HEART RATE	WEIGHT	BLOOD SUGAR MEASUREMENTS (mg/dL)
		SYSTOLIC (UPPER)	DIASTOLIC (LOWER)			
TUESDAY	__:__ AM					
	__:__ AM					
	__:__ PM					
	__:__ PM					

	TIME	BLOOD PRESSURE		PULSE HEART RATE	WEIGHT	BLOOD SUGAR MEASUREMENTS (mg/dL)
		SYSTOLIC (UPPER)	DIASTOLIC (LOWER)			
WEDNESDAY	__:__ AM					
	__:__ AM					
	__:__ PM					
	__:__ PM					

	TIME	BLOOD PRESSURE		PULSE HEART RATE	WEIGHT	BLOOD SUGAR MEASUREMENTS (mg/dL)
		SYSTOLIC (UPPER)	DIASTOLIC (LOWER)			
THURSDAY	__:__ AM					
	__:__ AM					
	__:__ PM					
	__:__ PM					

YEAR: MONTH: WEEK:

	TIME	BLOOD PRESSURE		PULSE HEART RATE	WEIGHT	BLOOD SUGAR MEASUREMENTS (mg/dL)
		SYSTOLIC (UPPER)	DIASTOLIC (LOWER)			
FRIDAY	__:__ AM					
	__:__ AM					
	__:__ PM					
	__:__ PM					

	TIME	BLOOD PRESSURE		PULSE HEART RATE	WEIGHT	BLOOD SUGAR MEASUREMENTS (mg/dL)
		SYSTOLIC (UPPER)	DIASTOLIC (LOWER)			
SATURDAY	__:__ AM					
	__:__ AM					
	__:__ PM					
	__:__ PM					

	TIME	BLOOD PRESSURE		PULSE HEART RATE	WEIGHT	BLOOD SUGAR MEASUREMENTS (mg/dL)
		SYSTOLIC (UPPER)	DIASTOLIC (LOWER)			
SUNDAY	__:__ AM					
	__:__ AM					
	__:__ PM					
	__:__ PM					

WEEKLY NOTES:

_____
_____
_____
_____
_____

YEAR: MONTH: WEEK:

	TIME	BLOOD PRESSURE		PULSE HEART RATE	WEIGHT	BLOOD SUGAR MEASUREMENTS (mg/dL)
		SYSTOLIC (UPPER)	DIASTOLIC (LOWER)			
MONDAY	__:__ AM					
	__:__ AM					
	__:__ PM					
	__:__ PM					

	TIME	BLOOD PRESSURE		PULSE HEART RATE	WEIGHT	BLOOD SUGAR MEASUREMENTS (mg/dL)
		SYSTOLIC (UPPER)	DIASTOLIC (LOWER)			
TUESDAY	__:__ AM					
	__:__ AM					
	__:__ PM					
	__:__ PM					

	TIME	BLOOD PRESSURE		PULSE HEART RATE	WEIGHT	BLOOD SUGAR MEASUREMENTS (mg/dL)
		SYSTOLIC (UPPER)	DIASTOLIC (LOWER)			
WEDNESDAY	__:__ AM					
	__:__ AM					
	__:__ PM					
	__:__ PM					

	TIME	BLOOD PRESSURE		PULSE HEART RATE	WEIGHT	BLOOD SUGAR MEASUREMENTS (mg/dL)
		SYSTOLIC (UPPER)	DIASTOLIC (LOWER)			
THURSDAY	__:__ AM					
	__:__ AM					
	__:__ PM					
	__:__ PM					

YEAR:　　　　　　　　　　MONTH:　　　　　　　　　　WEEK:

	TIME	BLOOD PRESSURE		PULSE HEART RATE	WEIGHT	BLOOD SUGAR MEASUREMENTS (mg/dL)
		SYSTOLIC (UPPER)	DIASTOLIC (LOWER)			
FRIDAY	__:__ AM					
	__:__ AM					
	__:__ PM					
	__:__ PM					

	TIME	BLOOD PRESSURE		PULSE HEART RATE	WEIGHT	BLOOD SUGAR MEASUREMENTS (mg/dL)
		SYSTOLIC (UPPER)	DIASTOLIC (LOWER)			
SATURDAY	__:__ AM					
	__:__ AM					
	__:__ PM					
	__:__ PM					

	TIME	BLOOD PRESSURE		PULSE HEART RATE	WEIGHT	BLOOD SUGAR MEASUREMENTS (mg/dL)
		SYSTOLIC (UPPER)	DIASTOLIC (LOWER)			
SUNDAY	__:__ AM					
	__:__ AM					
	__:__ PM					
	__:__ PM					

WEEKLY NOTES:

_____
_____
_____
_____
_____

YEAR: MONTH: WEEK:

| | TIME | BLOOD PRESSURE | | PULSE HEART RATE | WEIGHT | BLOOD SUGAR MEASUREMENTS (mg/dL) |
		SYSTOLIC (UPPER)	DIASTOLIC (LOWER)			
MONDAY	__:__ AM					
	__:__ AM					
	__:__ PM					
	__:__ PM					

| | TIME | BLOOD PRESSURE | | PULSE HEART RATE | WEIGHT | BLOOD SUGAR MEASUREMENTS (mg/dL) |
		SYSTOLIC (UPPER)	DIASTOLIC (LOWER)			
TUESDAY	__:__ AM					
	__:__ AM					
	__:__ PM					
	__:__ PM					

| | TIME | BLOOD PRESSURE | | PULSE HEART RATE | WEIGHT | BLOOD SUGAR MEASUREMENTS (mg/dL) |
		SYSTOLIC (UPPER)	DIASTOLIC (LOWER)			
WEDNESDAY	__:__ AM					
	__:__ AM					
	__:__ PM					
	__:__ PM					

| | TIME | BLOOD PRESSURE | | PULSE HEART RATE | WEIGHT | BLOOD SUGAR MEASUREMENTS (mg/dL) |
		SYSTOLIC (UPPER)	DIASTOLIC (LOWER)			
THURSDAY	__:__ AM					
	__:__ AM					
	__:__ PM					
	__:__ PM					

YEAR:　　　　　　　　　MONTH:　　　　　　　　　WEEK:

	TIME	BLOOD PRESSURE		PULSE HEART RATE	WEIGHT	BLOOD SUGAR MEASUREMENTS (mg/dL)
		SYSTOLIC (UPPER)	DIASTOLIC (LOWER)			
FRIDAY	__:__ AM					
	__:__ AM					
	__:__ PM					
	__:__ PM					

	TIME	BLOOD PRESSURE		PULSE HEART RATE	WEIGHT	BLOOD SUGAR MEASUREMENTS (mg/dL)
		SYSTOLIC (UPPER)	DIASTOLIC (LOWER)			
SATURDAY	__:__ AM					
	__:__ AM					
	__:__ PM					
	__:__ PM					

	TIME	BLOOD PRESSURE		PULSE HEART RATE	WEIGHT	BLOOD SUGAR MEASUREMENTS (mg/dL)
		SYSTOLIC (UPPER)	DIASTOLIC (LOWER)			
SUNDAY	__:__ AM					
	__:__ AM					
	__:__ PM					
	__:__ PM					

WEEKLY NOTES:

_____

_____

_____

_____

_____

YEAR:　　　　　　　　　　MONTH:　　　　　　　　　　WEEK:

	TIME	BLOOD PRESSURE		PULSE HEART RATE	WEIGHT	BLOOD SUGAR MEASUREMENTS (mg/dL)
		SYSTOLIC (UPPER)	DIASTOLIC (LOWER)			
MONDAY	__:__ AM					
	__:__ AM					
	__:__ PM					
	__:__ PM					

	TIME	BLOOD PRESSURE		PULSE HEART RATE	WEIGHT	BLOOD SUGAR MEASUREMENTS (mg/dL)
		SYSTOLIC (UPPER)	DIASTOLIC (LOWER)			
TUESDAY	__:__ AM					
	__:__ AM					
	__:__ PM					
	__:__ PM					

	TIME	BLOOD PRESSURE		PULSE HEART RATE	WEIGHT	BLOOD SUGAR MEASUREMENTS (mg/dL)
		SYSTOLIC (UPPER)	DIASTOLIC (LOWER)			
WEDNESDAY	__:__ AM					
	__:__ AM					
	__:__ PM					
	__:__ PM					

	TIME	BLOOD PRESSURE		PULSE HEART RATE	WEIGHT	BLOOD SUGAR MEASUREMENTS (mg/dL)
		SYSTOLIC (UPPER)	DIASTOLIC (LOWER)			
THURSDAY	__:__ AM					
	__:__ AM					
	__:__ PM					
	__:__ PM					

YEAR: MONTH: WEEK:

	TIME	BLOOD PRESSURE		PULSE HEART RATE	WEIGHT	BLOOD SUGAR MEASUREMENTS (mg/dL)
		SYSTOLIC (UPPER)	DIASTOLIC (LOWER)			
FRIDAY	__:__ AM					
	__:__ AM					
	__:__ PM					
	__:__ PM					

	TIME	BLOOD PRESSURE		PULSE HEART RATE	WEIGHT	BLOOD SUGAR MEASUREMENTS (mg/dL)
		SYSTOLIC (UPPER)	DIASTOLIC (LOWER)			
SATURDAY	__:__ AM					
	__:__ AM					
	__:__ PM					
	__:__ PM					

	TIME	BLOOD PRESSURE		PULSE HEART RATE	WEIGHT	BLOOD SUGAR MEASUREMENTS (mg/dL)
		SYSTOLIC (UPPER)	DIASTOLIC (LOWER)			
SUNDAY	__:__ AM					
	__:__ AM					
	__:__ PM					
	__:__ PM					

WEEKLY NOTES:

_____

_____

_____

_____

_____

YEAR: MONTH: WEEK:

	TIME	BLOOD PRESSURE		PULSE HEART RATE	WEIGHT	BLOOD SUGAR MEASUREMENTS (mg/dL)
		SYSTOLIC (UPPER)	DIASTOLIC (LOWER)			
MONDAY	__:__ AM					
	__:__ AM					
	__:__ PM					
	__:__ PM					

	TIME	BLOOD PRESSURE		PULSE HEART RATE	WEIGHT	BLOOD SUGAR MEASUREMENTS (mg/dL)
		SYSTOLIC (UPPER)	DIASTOLIC (LOWER)			
TUESDAY	__:__ AM					
	__:__ AM					
	__:__ PM					
	__:__ PM					

	TIME	BLOOD PRESSURE		PULSE HEART RATE	WEIGHT	BLOOD SUGAR MEASUREMENTS (mg/dL)
		SYSTOLIC (UPPER)	DIASTOLIC (LOWER)			
WEDNESDAY	__:__ AM					
	__:__ AM					
	__:__ PM					
	__:__ PM					

	TIME	BLOOD PRESSURE		PULSE HEART RATE	WEIGHT	BLOOD SUGAR MEASUREMENTS (mg/dL)
		SYSTOLIC (UPPER)	DIASTOLIC (LOWER)			
THURSDAY	__:__ AM					
	__:__ AM					
	__:__ PM					
	__:__ PM					

YEAR: MONTH: WEEK:

	TIME	BLOOD PRESSURE		PULSE HEART RATE	WEIGHT	BLOOD SUGAR MEASUREMENTS (mg/dL)
		SYSTOLIC (UPPER)	DIASTOLIC (LOWER)			
FRIDAY	__:__ AM					
	__:__ AM					
	__:__ PM					
	__:__ PM					

	TIME	BLOOD PRESSURE		PULSE HEART RATE	WEIGHT	BLOOD SUGAR MEASUREMENTS (mg/dL)
		SYSTOLIC (UPPER)	DIASTOLIC (LOWER)			
SATURDAY	__:__ AM					
	__:__ AM					
	__:__ PM					
	__:__ PM					

	TIME	BLOOD PRESSURE		PULSE HEART RATE	WEIGHT	BLOOD SUGAR MEASUREMENTS (mg/dL)
		SYSTOLIC (UPPER)	DIASTOLIC (LOWER)			
SUNDAY	__:__ AM					
	__:__ AM					
	__:__ PM					
	__:__ PM					

WEEKLY NOTES:

_____
_____
_____
_____
_____

YEAR: MONTH: WEEK:

	TIME	BLOOD PRESSURE		PULSE HEART RATE	WEIGHT	BLOOD SUGAR MEASUREMENTS (mg/dL)
		SYSTOLIC (UPPER)	DIASTOLIC (LOWER)			
MONDAY	__:__ AM					
	__:__ AM					
	__:__ PM					
	__:__ PM					

	TIME	BLOOD PRESSURE		PULSE HEART RATE	WEIGHT	BLOOD SUGAR MEASUREMENTS (mg/dL)
		SYSTOLIC (UPPER)	DIASTOLIC (LOWER)			
TUESDAY	__:__ AM					
	__:__ AM					
	__:__ PM					
	__:__ PM					

	TIME	BLOOD PRESSURE		PULSE HEART RATE	WEIGHT	BLOOD SUGAR MEASUREMENTS (mg/dL)
		SYSTOLIC (UPPER)	DIASTOLIC (LOWER)			
WEDNESDAY	__:__ AM					
	__:__ AM					
	__:__ PM					
	__:__ PM					

	TIME	BLOOD PRESSURE		PULSE HEART RATE	WEIGHT	BLOOD SUGAR MEASUREMENTS (mg/dL)
		SYSTOLIC (UPPER)	DIASTOLIC (LOWER)			
THURSDAY	__:__ AM					
	__:__ AM					
	__:__ PM					
	__:__ PM					

YEAR: MONTH: WEEK:

	TIME	BLOOD PRESSURE		PULSE HEART RATE	WEIGHT	BLOOD SUGAR MEASUREMENTS (mg/dL)
		SYSTOLIC (UPPER)	DIASTOLIC (LOWER)			
FRIDAY	__:__ AM					
	__:__ AM					
	__:__ PM					
	__:__ PM					

	TIME	BLOOD PRESSURE		PULSE HEART RATE	WEIGHT	BLOOD SUGAR MEASUREMENTS (mg/dL)
		SYSTOLIC (UPPER)	DIASTOLIC (LOWER)			
SATURDAY	__:__ AM					
	__:__ AM					
	__:__ PM					
	__:__ PM					

	TIME	BLOOD PRESSURE		PULSE HEART RATE	WEIGHT	BLOOD SUGAR MEASUREMENTS (mg/dL)
		SYSTOLIC (UPPER)	DIASTOLIC (LOWER)			
SUNDAY	__:__ AM					
	__:__ AM					
	__:__ PM					
	__:__ PM					

WEEKLY NOTES:

_____
_____
_____
_____
_____
_____

YEAR: MONTH: WEEK:

	TIME	BLOOD PRESSURE		PULSE HEART RATE	WEIGHT	BLOOD SUGAR MEASUREMENTS (mg/dL)
		SYSTOLIC (UPPER)	DIASTOLIC (LOWER)			
MONDAY	__:__ AM					
	__:__ AM					
	__:__ PM					
	__:__ PM					

	TIME	BLOOD PRESSURE		PULSE HEART RATE	WEIGHT	BLOOD SUGAR MEASUREMENTS (mg/dL)
		SYSTOLIC (UPPER)	DIASTOLIC (LOWER)			
TUESDAY	__:__ AM					
	__:__ AM					
	__:__ PM					
	__:__ PM					

	TIME	BLOOD PRESSURE		PULSE HEART RATE	WEIGHT	BLOOD SUGAR MEASUREMENTS (mg/dL)
		SYSTOLIC (UPPER)	DIASTOLIC (LOWER)			
WEDNESDAY	__:__ AM					
	__:__ AM					
	__:__ PM					
	__:__ PM					

	TIME	BLOOD PRESSURE		PULSE HEART RATE	WEIGHT	BLOOD SUGAR MEASUREMENTS (mg/dL)
		SYSTOLIC (UPPER)	DIASTOLIC (LOWER)			
THURSDAY	__:__ AM					
	__:__ AM					
	__:__ PM					
	__:__ PM					

YEAR: MONTH: WEEK:

	TIME	BLOOD PRESSURE		PULSE HEART RATE	WEIGHT	BLOOD SUGAR MEASUREMENTS (mg/dL)
		SYSTOLIC (UPPER)	DIASTOLIC (LOWER)			
FRIDAY	__:__ AM					
	__:__ AM					
	__:__ PM					
	__:__ PM					

	TIME	BLOOD PRESSURE		PULSE HEART RATE	WEIGHT	BLOOD SUGAR MEASUREMENTS (mg/dL)
		SYSTOLIC (UPPER)	DIASTOLIC (LOWER)			
SATURDAY	__:__ AM					
	__:__ AM					
	__:__ PM					
	__:__ PM					

	TIME	BLOOD PRESSURE		PULSE HEART RATE	WEIGHT	BLOOD SUGAR MEASUREMENTS (mg/dL)
		SYSTOLIC (UPPER)	DIASTOLIC (LOWER)			
SUNDAY	__:__ AM					
	__:__ AM					
	__:__ PM					
	__:__ PM					

WEEKLY NOTES:

_____
_____
_____
_____
_____

YEAR:　　　　　　　　　MONTH:　　　　　　　　　WEEK:

	TIME	BLOOD PRESSURE		PULSE HEART RATE	WEIGHT	BLOOD SUGAR MEASUREMENTS (mg/dL)
		SYSTOLIC (UPPER)	DIASTOLIC (LOWER)			
MONDAY	__:__ AM					
	__:__ AM					
	__:__ PM					
	__:__ PM					

	TIME	BLOOD PRESSURE		PULSE HEART RATE	WEIGHT	BLOOD SUGAR MEASUREMENTS (mg/dL)
		SYSTOLIC (UPPER)	DIASTOLIC (LOWER)			
TUESDAY	__:__ AM					
	__:__ AM					
	__:__ PM					
	__:__ PM					

	TIME	BLOOD PRESSURE		PULSE HEART RATE	WEIGHT	BLOOD SUGAR MEASUREMENTS (mg/dL)
		SYSTOLIC (UPPER)	DIASTOLIC (LOWER)			
WEDNESDAY	__:__ AM					
	__:__ AM					
	__:__ PM					
	__:__ PM					

	TIME	BLOOD PRESSURE		PULSE HEART RATE	WEIGHT	BLOOD SUGAR MEASUREMENTS (mg/dL)
		SYSTOLIC (UPPER)	DIASTOLIC (LOWER)			
THURSDAY	__:__ AM					
	__:__ AM					
	__:__ PM					
	__:__ PM					

YEAR:　　　　　　　　　MONTH:　　　　　　　　　WEEK:

	TIME	BLOOD PRESSURE		PULSE HEART RATE	WEIGHT	BLOOD SUGAR MEASUREMENTS (mg/dL)
		SYSTOLIC (UPPER)	DIASTOLIC (LOWER)			
FRIDAY	__:__ AM					
	__:__ AM					
	__:__ PM					
	__:__ PM					

	TIME	BLOOD PRESSURE		PULSE HEART RATE	WEIGHT	BLOOD SUGAR MEASUREMENTS (mg/dL)
		SYSTOLIC (UPPER)	DIASTOLIC (LOWER)			
SATURDAY	__:__ AM					
	__:__ AM					
	__:__ PM					
	__:__ PM					

	TIME	BLOOD PRESSURE		PULSE HEART RATE	WEIGHT	BLOOD SUGAR MEASUREMENTS (mg/dL)
		SYSTOLIC (UPPER)	DIASTOLIC (LOWER)			
SUNDAY	__:__ AM					
	__:__ AM					
	__:__ PM					
	__:__ PM					

WEEKLY NOTES:

_____
_____
_____
_____
_____
_____

YEAR:　　　　　　　　　　MONTH:　　　　　　　　　　WEEK:

	TIME	BLOOD PRESSURE		PULSE HEART RATE	WEIGHT	BLOOD SUGAR MEASUREMENTS (mg/dL)
		SYSTOLIC (UPPER)	DIASTOLIC (LOWER)			
MONDAY	__:__ AM					
	__:__ AM					
	__:__ PM					
	__:__ PM					

	TIME	BLOOD PRESSURE		PULSE HEART RATE	WEIGHT	BLOOD SUGAR MEASUREMENTS (mg/dL)
		SYSTOLIC (UPPER)	DIASTOLIC (LOWER)			
TUESDAY	__:__ AM					
	__:__ AM					
	__:__ PM					
	__:__ PM					

	TIME	BLOOD PRESSURE		PULSE HEART RATE	WEIGHT	BLOOD SUGAR MEASUREMENTS (mg/dL)
		SYSTOLIC (UPPER)	DIASTOLIC (LOWER)			
WEDNESDAY	__:__ AM					
	__:__ AM					
	__:__ PM					
	__:__ PM					

	TIME	BLOOD PRESSURE		PULSE HEART RATE	WEIGHT	BLOOD SUGAR MEASUREMENTS (mg/dL)
		SYSTOLIC (UPPER)	DIASTOLIC (LOWER)			
THURSDAY	__:__ AM					
	__:__ AM					
	__:__ PM					
	__:__ PM					

YEAR: MONTH: WEEK:

	TIME	BLOOD PRESSURE		PULSE HEART RATE	WEIGHT	BLOOD SUGAR MEASUREMENTS (mg/dL)
		SYSTOLIC (UPPER)	DIASTOLIC (LOWER)			
FRIDAY	__:__ AM					
	__:__ AM					
	__:__ PM					
	__:__ PM					

	TIME	BLOOD PRESSURE		PULSE HEART RATE	WEIGHT	BLOOD SUGAR MEASUREMENTS (mg/dL)
		SYSTOLIC (UPPER)	DIASTOLIC (LOWER)			
SATURDAY	__:__ AM					
	__:__ AM					
	__:__ PM					
	__:__ PM					

	TIME	BLOOD PRESSURE		PULSE HEART RATE	WEIGHT	BLOOD SUGAR MEASUREMENTS (mg/dL)
		SYSTOLIC (UPPER)	DIASTOLIC (LOWER)			
SUNDAY	__:__ AM					
	__:__ AM					
	__:__ PM					
	__:__ PM					

WEEKLY NOTES:

_____
_____
_____
_____
_____

YEAR: MONTH: WEEK:

	TIME	BLOOD PRESSURE		PULSE HEART RATE	WEIGHT	BLOOD SUGAR MEASUREMENTS (mg/dL)
		SYSTOLIC (UPPER)	DIASTOLIC (LOWER)			
MONDAY	__:__ AM					
	__:__ AM					
	__:__ PM					
	__:__ PM					

	TIME	BLOOD PRESSURE		PULSE HEART RATE	WEIGHT	BLOOD SUGAR MEASUREMENTS (mg/dL)
		SYSTOLIC (UPPER)	DIASTOLIC (LOWER)			
TUESDAY	__:__ AM					
	__:__ AM					
	__:__ PM					
	__:__ PM					

	TIME	BLOOD PRESSURE		PULSE HEART RATE	WEIGHT	BLOOD SUGAR MEASUREMENTS (mg/dL)
		SYSTOLIC (UPPER)	DIASTOLIC (LOWER)			
WEDNESDAY	__:__ AM					
	__:__ AM					
	__:__ PM					
	__:__ PM					

	TIME	BLOOD PRESSURE		PULSE HEART RATE	WEIGHT	BLOOD SUGAR MEASUREMENTS (mg/dL)
		SYSTOLIC (UPPER)	DIASTOLIC (LOWER)			
THURSDAY	__:__ AM					
	__:__ AM					
	__:__ PM					
	__:__ PM					

YEAR: MONTH: WEEK:

	TIME	BLOOD PRESSURE		PULSE HEART RATE	WEIGHT	BLOOD SUGAR MEASUREMENTS (mg/dL)
		SYSTOLIC (UPPER)	DIASTOLIC (LOWER)			
FRIDAY	__:__ AM					
	__:__ AM					
	__:__ PM					
	__:__ PM					

	TIME	BLOOD PRESSURE		PULSE HEART RATE	WEIGHT	BLOOD SUGAR MEASUREMENTS (mg/dL)
		SYSTOLIC (UPPER)	DIASTOLIC (LOWER)			
SATURDAY	__:__ AM					
	__:__ AM					
	__:__ PM					
	__:__ PM					

	TIME	BLOOD PRESSURE		PULSE HEART RATE	WEIGHT	BLOOD SUGAR MEASUREMENTS (mg/dL)
		SYSTOLIC (UPPER)	DIASTOLIC (LOWER)			
SUNDAY	__:__ AM					
	__:__ AM					
	__:__ PM					
	__:__ PM					

WEEKLY NOTES:

_____

_____

_____

_____

_____

YEAR: MONTH: WEEK:

	TIME	BLOOD PRESSURE		PULSE HEART RATE	WEIGHT	BLOOD SUGAR MEASUREMENTS (mg/dL)
		SYSTOLIC (UPPER)	DIASTOLIC (LOWER)			
MONDAY	__:__ AM					
	__:__ AM					
	__:__ PM					
	__:__ PM					

	TIME	BLOOD PRESSURE		PULSE HEART RATE	WEIGHT	BLOOD SUGAR MEASUREMENTS (mg/dL)
		SYSTOLIC (UPPER)	DIASTOLIC (LOWER)			
TUESDAY	__:__ AM					
	__:__ AM					
	__:__ PM					
	__:__ PM					

	TIME	BLOOD PRESSURE		PULSE HEART RATE	WEIGHT	BLOOD SUGAR MEASUREMENTS (mg/dL)
		SYSTOLIC (UPPER)	DIASTOLIC (LOWER)			
WEDNESDAY	__:__ AM					
	__:__ AM					
	__:__ PM					
	__:__ PM					

	TIME	BLOOD PRESSURE		PULSE HEART RATE	WEIGHT	BLOOD SUGAR MEASUREMENTS (mg/dL)
		SYSTOLIC (UPPER)	DIASTOLIC (LOWER)			
THURSDAY	__:__ AM					
	__:__ AM					
	__:__ PM					
	__:__ PM					

YEAR: MONTH: WEEK:

	TIME	BLOOD PRESSURE		PULSE HEART RATE	WEIGHT	BLOOD SUGAR MEASUREMENTS (mg/dL)
		SYSTOLIC (UPPER)	DIASTOLIC (LOWER)			
FRIDAY	__:__ AM					
	__:__ AM					
	__:__ PM					
	__:__ PM					

	TIME	BLOOD PRESSURE		PULSE HEART RATE	WEIGHT	BLOOD SUGAR MEASUREMENTS (mg/dL)
		SYSTOLIC (UPPER)	DIASTOLIC (LOWER)			
SATURDAY	__:__ AM					
	__:__ AM					
	__:__ PM					
	__:__ PM					

	TIME	BLOOD PRESSURE		PULSE HEART RATE	WEIGHT	BLOOD SUGAR MEASUREMENTS (mg/dL)
		SYSTOLIC (UPPER)	DIASTOLIC (LOWER)			
SUNDAY	__:__ AM					
	__:__ AM					
	__:__ PM					
	__:__ PM					

WEEKLY NOTES:

_____
_____
_____
_____
_____

YEAR: MONTH: WEEK:

	TIME	BLOOD PRESSURE		PULSE HEART RATE	WEIGHT	BLOOD SUGAR MEASUREMENTS (mg/dL)
		SYSTOLIC (UPPER)	DIASTOLIC (LOWER)			
MONDAY	__:__ AM					
	__:__ AM					
	__:__ PM					
	__:__ PM					

	TIME	BLOOD PRESSURE		PULSE HEART RATE	WEIGHT	BLOOD SUGAR MEASUREMENTS (mg/dL)
		SYSTOLIC (UPPER)	DIASTOLIC (LOWER)			
TUESDAY	__:__ AM					
	__:__ AM					
	__:__ PM					
	__:__ PM					

	TIME	BLOOD PRESSURE		PULSE HEART RATE	WEIGHT	BLOOD SUGAR MEASUREMENTS (mg/dL)
		SYSTOLIC (UPPER)	DIASTOLIC (LOWER)			
WEDNESDAY	__:__ AM					
	__:__ AM					
	__:__ PM					
	__:__ PM					

	TIME	BLOOD PRESSURE		PULSE HEART RATE	WEIGHT	BLOOD SUGAR MEASUREMENTS (mg/dL)
		SYSTOLIC (UPPER)	DIASTOLIC (LOWER)			
THURSDAY	__:__ AM					
	__:__ AM					
	__:__ PM					
	__:__ PM					

YEAR: MONTH: WEEK:

	TIME	BLOOD PRESSURE		PULSE HEART RATE	WEIGHT	BLOOD SUGAR MEASUREMENTS (mg/dL)
		SYSTOLIC (UPPER)	DIASTOLIC (LOWER)			
FRIDAY	__:__ AM					
	__:__ AM					
	__:__ PM					
	__:__ PM					

	TIME	BLOOD PRESSURE		PULSE HEART RATE	WEIGHT	BLOOD SUGAR MEASUREMENTS (mg/dL)
		SYSTOLIC (UPPER)	DIASTOLIC (LOWER)			
SATURDAY	__:__ AM					
	__:__ AM					
	__:__ PM					
	__:__ PM					

	TIME	BLOOD PRESSURE		PULSE HEART RATE	WEIGHT	BLOOD SUGAR MEASUREMENTS (mg/dL)
		SYSTOLIC (UPPER)	DIASTOLIC (LOWER)			
SUNDAY	__:__ AM					
	__:__ AM					
	__:__ PM					
	__:__ PM					

WEEKLY NOTES:

_____
_____
_____
_____
_____

YEAR:　　　　　　　　　　MONTH:　　　　　　　　　　WEEK:

	TIME	BLOOD PRESSURE		PULSE HEART RATE	WEIGHT	BLOOD SUGAR MEASUREMENTS (mg/dL)
		SYSTOLIC (UPPER)	DIASTOLIC (LOWER)			
MONDAY	__:__ AM					
	__:__ AM					
	__:__ PM					
	__:__ PM					

	TIME	BLOOD PRESSURE		PULSE HEART RATE	WEIGHT	BLOOD SUGAR MEASUREMENTS (mg/dL)
		SYSTOLIC (UPPER)	DIASTOLIC (LOWER)			
TUESDAY	__:__ AM					
	__:__ AM					
	__:__ PM					
	__:__ PM					

	TIME	BLOOD PRESSURE		PULSE HEART RATE	WEIGHT	BLOOD SUGAR MEASUREMENTS (mg/dL)
		SYSTOLIC (UPPER)	DIASTOLIC (LOWER)			
WEDNESDAY	__:__ AM					
	__:__ AM					
	__:__ PM					
	__:__ PM					

	TIME	BLOOD PRESSURE		PULSE HEART RATE	WEIGHT	BLOOD SUGAR MEASUREMENTS (mg/dL)
		SYSTOLIC (UPPER)	DIASTOLIC (LOWER)			
THURSDAY	__:__ AM					
	__:__ AM					
	__:__ PM					
	__:__ PM					

YEAR: MONTH: WEEK:

	TIME	BLOOD PRESSURE		PULSE HEART RATE	WEIGHT	BLOOD SUGAR MEASUREMENTS (mg/dL)
		SYSTOLIC (UPPER)	DIASTOLIC (LOWER)			
FRIDAY	__:__ AM					
	__:__ AM					
	__:__ PM					
	__:__ PM					

	TIME	BLOOD PRESSURE		PULSE HEART RATE	WEIGHT	BLOOD SUGAR MEASUREMENTS (mg/dL)
		SYSTOLIC (UPPER)	DIASTOLIC (LOWER)			
SATURDAY	__:__ AM					
	__:__ AM					
	__:__ PM					
	__:__ PM					

	TIME	BLOOD PRESSURE		PULSE HEART RATE	WEIGHT	BLOOD SUGAR MEASUREMENTS (mg/dL)
		SYSTOLIC (UPPER)	DIASTOLIC (LOWER)			
SUNDAY	__:__ AM					
	__:__ AM					
	__:__ PM					
	__:__ PM					

WEEKLY NOTES:

_____
_____
_____
_____
_____

YEAR: MONTH: WEEK:

	TIME	BLOOD PRESSURE		PULSE HEART RATE	WEIGHT	BLOOD SUGAR MEASUREMENTS (mg/dL)
		SYSTOLIC (UPPER)	DIASTOLIC (LOWER)			
MONDAY	__:__ AM					
	__:__ AM					
	__:__ PM					
	__:__ PM					

	TIME	BLOOD PRESSURE		PULSE HEART RATE	WEIGHT	BLOOD SUGAR MEASUREMENTS (mg/dL)
		SYSTOLIC (UPPER)	DIASTOLIC (LOWER)			
TUESDAY	__:__ AM					
	__:__ AM					
	__:__ PM					
	__:__ PM					

	TIME	BLOOD PRESSURE		PULSE HEART RATE	WEIGHT	BLOOD SUGAR MEASUREMENTS (mg/dL)
		SYSTOLIC (UPPER)	DIASTOLIC (LOWER)			
WEDNESDAY	__:__ AM					
	__:__ AM					
	__:__ PM					
	__:__ PM					

	TIME	BLOOD PRESSURE		PULSE HEART RATE	WEIGHT	BLOOD SUGAR MEASUREMENTS (mg/dL)
		SYSTOLIC (UPPER)	DIASTOLIC (LOWER)			
THURSDAY	__:__ AM					
	__:__ AM					
	__:__ PM					
	__:__ PM					

YEAR: MONTH: WEEK:

	TIME	BLOOD PRESSURE		PULSE HEART RATE	WEIGHT	BLOOD SUGAR MEASUREMENTS (mg/dL)
		SYSTOLIC (UPPER)	DIASTOLIC (LOWER)			
FRIDAY	__:__ AM					
	__:__ AM					
	__:__ PM					
	__:__ PM					

	TIME	BLOOD PRESSURE		PULSE HEART RATE	WEIGHT	BLOOD SUGAR MEASUREMENTS (mg/dL)
		SYSTOLIC (UPPER)	DIASTOLIC (LOWER)			
SATURDAY	__:__ AM					
	__:__ AM					
	__:__ PM					
	__:__ PM					

	TIME	BLOOD PRESSURE		PULSE HEART RATE	WEIGHT	BLOOD SUGAR MEASUREMENTS (mg/dL)
		SYSTOLIC (UPPER)	DIASTOLIC (LOWER)			
SUNDAY	__:__ AM					
	__:__ AM					
	__:__ PM					
	__:__ PM					

WEEKLY NOTES:

_____
_____
_____
_____
_____
_____

YEAR: MONTH: WEEK:

	TIME	BLOOD PRESSURE		PULSE HEART RATE	WEIGHT	BLOOD SUGAR MEASUREMENTS (mg/dL)
		SYSTOLIC (UPPER)	DIASTOLIC (LOWER)			
MONDAY	__:__ AM					
	__:__ AM					
	__:__ PM					
	__:__ PM					

	TIME	BLOOD PRESSURE		PULSE HEART RATE	WEIGHT	BLOOD SUGAR MEASUREMENTS (mg/dL)
		SYSTOLIC (UPPER)	DIASTOLIC (LOWER)			
TUESDAY	__:__ AM					
	__:__ AM					
	__:__ PM					
	__:__ PM					

	TIME	BLOOD PRESSURE		PULSE HEART RATE	WEIGHT	BLOOD SUGAR MEASUREMENTS (mg/dL)
		SYSTOLIC (UPPER)	DIASTOLIC (LOWER)			
WEDNESDAY	__:__ AM					
	__:__ AM					
	__:__ PM					
	__:__ PM					

	TIME	BLOOD PRESSURE		PULSE HEART RATE	WEIGHT	BLOOD SUGAR MEASUREMENTS (mg/dL)
		SYSTOLIC (UPPER)	DIASTOLIC (LOWER)			
THURSDAY	__:__ AM					
	__:__ AM					
	__:__ PM					
	__:__ PM					

YEAR: MONTH: WEEK:

	TIME	BLOOD PRESSURE		PULSE HEART RATE	WEIGHT	BLOOD SUGAR MEASUREMENTS (mg/dL)
		SYSTOLIC (UPPER)	DIASTOLIC (LOWER)			
FRIDAY	__:__ AM					
	__:__ AM					
	__:__ PM					
	__:__ PM					

	TIME	BLOOD PRESSURE		PULSE HEART RATE	WEIGHT	BLOOD SUGAR MEASUREMENTS (mg/dL)
		SYSTOLIC (UPPER)	DIASTOLIC (LOWER)			
SATURDAY	__:__ AM					
	__:__ AM					
	__:__ PM					
	__:__ PM					

	TIME	BLOOD PRESSURE		PULSE HEART RATE	WEIGHT	BLOOD SUGAR MEASUREMENTS (mg/dL)
		SYSTOLIC (UPPER)	DIASTOLIC (LOWER)			
SUNDAY	__:__ AM					
	__:__ AM					
	__:__ PM					
	__:__ PM					

WEEKLY NOTES:

_____
_____
_____
_____
_____

YEAR:　　　　　　　　　　MONTH:　　　　　　　　　　WEEK:

	TIME	BLOOD PRESSURE		PULSE HEART RATE	WEIGHT	BLOOD SUGAR MEASUREMENTS (mg/dL)
		SYSTOLIC (UPPER)	DIASTOLIC (LOWER)			
MONDAY	__:__ AM					
	__:__ AM					
	__:__ PM					
	__:__ PM					

	TIME	BLOOD PRESSURE		PULSE HEART RATE	WEIGHT	BLOOD SUGAR MEASUREMENTS (mg/dL)
		SYSTOLIC (UPPER)	DIASTOLIC (LOWER)			
TUESDAY	__:__ AM					
	__:__ AM					
	__:__ PM					
	__:__ PM					

	TIME	BLOOD PRESSURE		PULSE HEART RATE	WEIGHT	BLOOD SUGAR MEASUREMENTS (mg/dL)
		SYSTOLIC (UPPER)	DIASTOLIC (LOWER)			
WEDNESDAY	__:__ AM					
	__:__ AM					
	__:__ PM					
	__:__ PM					

	TIME	BLOOD PRESSURE		PULSE HEART RATE	WEIGHT	BLOOD SUGAR MEASUREMENTS (mg/dL)
		SYSTOLIC (UPPER)	DIASTOLIC (LOWER)			
THURSDAY	__:__ AM					
	__:__ AM					
	__:__ PM					
	__:__ PM					

YEAR: MONTH: WEEK:

	TIME	BLOOD PRESSURE		PULSE HEART RATE	WEIGHT	BLOOD SUGAR MEASUREMENTS (mg/dL)
		SYSTOLIC (UPPER)	DIASTOLIC (LOWER)			
FRIDAY	__:__ AM					
	__:__ AM					
	__:__ PM					
	__:__ PM					

	TIME	BLOOD PRESSURE		PULSE HEART RATE	WEIGHT	BLOOD SUGAR MEASUREMENTS (mg/dL)
		SYSTOLIC (UPPER)	DIASTOLIC (LOWER)			
SATURDAY	__:__ AM					
	__:__ AM					
	__:__ PM					
	__:__ PM					

	TIME	BLOOD PRESSURE		PULSE HEART RATE	WEIGHT	BLOOD SUGAR MEASUREMENTS (mg/dL)
		SYSTOLIC (UPPER)	DIASTOLIC (LOWER)			
SUNDAY	__:__ AM					
	__:__ AM					
	__:__ PM					
	__:__ PM					

WEEKLY NOTES:

_____

_____

_____

_____

_____

_____

YEAR: MONTH: WEEK:

	TIME	BLOOD PRESSURE		PULSE HEART RATE	WEIGHT	BLOOD SUGAR MEASUREMENTS (mg/dL)
		SYSTOLIC (UPPER)	DIASTOLIC (LOWER)			
MONDAY	__:__ AM					
	__:__ AM					
	__:__ PM					
	__:__ PM					

	TIME	BLOOD PRESSURE		PULSE HEART RATE	WEIGHT	BLOOD SUGAR MEASUREMENTS (mg/dL)
		SYSTOLIC (UPPER)	DIASTOLIC (LOWER)			
TUESDAY	__:__ AM					
	__:__ AM					
	__:__ PM					
	__:__ PM					

	TIME	BLOOD PRESSURE		PULSE HEART RATE	WEIGHT	BLOOD SUGAR MEASUREMENTS (mg/dL)
		SYSTOLIC (UPPER)	DIASTOLIC (LOWER)			
WEDNESDAY	__:__ AM					
	__:__ AM					
	__:__ PM					
	__:__ PM					

	TIME	BLOOD PRESSURE		PULSE HEART RATE	WEIGHT	BLOOD SUGAR MEASUREMENTS (mg/dL)
		SYSTOLIC (UPPER)	DIASTOLIC (LOWER)			
THURSDAY	__:__ AM					
	__:__ AM					
	__:__ PM					
	__:__ PM					

YEAR: MONTH: WEEK:

	TIME	BLOOD PRESSURE		PULSE HEART RATE	WEIGHT	BLOOD SUGAR MEASUREMENTS (mg/dL)
		SYSTOLIC (UPPER)	DIASTOLIC (LOWER)			
FRIDAY	__:__ AM					
	__:__ AM					
	__:__ PM					
	__:__ PM					

	TIME	BLOOD PRESSURE		PULSE HEART RATE	WEIGHT	BLOOD SUGAR MEASUREMENTS (mg/dL)
		SYSTOLIC (UPPER)	DIASTOLIC (LOWER)			
SATURDAY	__:__ AM					
	__:__ AM					
	__:__ PM					
	__:__ PM					

	TIME	BLOOD PRESSURE		PULSE HEART RATE	WEIGHT	BLOOD SUGAR MEASUREMENTS (mg/dL)
		SYSTOLIC (UPPER)	DIASTOLIC (LOWER)			
SUNDAY	__:__ AM					
	__:__ AM					
	__:__ PM					
	__:__ PM					

WEEKLY NOTES:

_____
_____
_____
_____
_____

YEAR: MONTH: WEEK:

	TIME	BLOOD PRESSURE		PULSE HEART RATE	WEIGHT	BLOOD SUGAR MEASUREMENTS (mg/dL)
		SYSTOLIC (UPPER)	DIASTOLIC (LOWER)			
MONDAY	__:__ AM					
	__:__ AM					
	__:__ PM					
	__:__ PM					

	TIME	BLOOD PRESSURE		PULSE HEART RATE	WEIGHT	BLOOD SUGAR MEASUREMENTS (mg/dL)
		SYSTOLIC (UPPER)	DIASTOLIC (LOWER)			
TUESDAY	__:__ AM					
	__:__ AM					
	__:__ PM					
	__:__ PM					

	TIME	BLOOD PRESSURE		PULSE HEART RATE	WEIGHT	BLOOD SUGAR MEASUREMENTS (mg/dL)
		SYSTOLIC (UPPER)	DIASTOLIC (LOWER)			
WEDNESDAY	__:__ AM					
	__:__ AM					
	__:__ PM					
	__:__ PM					

	TIME	BLOOD PRESSURE		PULSE HEART RATE	WEIGHT	BLOOD SUGAR MEASUREMENTS (mg/dL)
		SYSTOLIC (UPPER)	DIASTOLIC (LOWER)			
THURSDAY	__:__ AM					
	__:__ AM					
	__:__ PM					
	__:__ PM					

YEAR: MONTH: WEEK:

	TIME	BLOOD PRESSURE		PULSE HEART RATE	WEIGHT	BLOOD SUGAR MEASUREMENTS (mg/dL)
		SYSTOLIC (UPPER)	DIASTOLIC (LOWER)			
FRIDAY	__:__ AM					
	__:__ AM					
	__:__ PM					
	__:__ PM					

	TIME	BLOOD PRESSURE		PULSE HEART RATE	WEIGHT	BLOOD SUGAR MEASUREMENTS (mg/dL)
		SYSTOLIC (UPPER)	DIASTOLIC (LOWER)			
SATURDAY	__:__ AM					
	__:__ AM					
	__:__ PM					
	__:__ PM					

	TIME	BLOOD PRESSURE		PULSE HEART RATE	WEIGHT	BLOOD SUGAR MEASUREMENTS (mg/dL)
		SYSTOLIC (UPPER)	DIASTOLIC (LOWER)			
SUNDAY	__:__ AM					
	__:__ AM					
	__:__ PM					
	__:__ PM					

WEEKLY NOTES:

_____

_____

_____

_____

_____

_____

YEAR:　　　　　　　　　MONTH:　　　　　　　　　WEEK:

	TIME	BLOOD PRESSURE		PULSE HEART RATE	WEIGHT	BLOOD SUGAR MEASUREMENTS (mg/dL)
		SYSTOLIC (UPPER)	DIASTOLIC (LOWER)			
MONDAY	__:__ AM					
	__:__ AM					
	__:__ PM					
	__:__ PM					

	TIME	BLOOD PRESSURE		PULSE HEART RATE	WEIGHT	BLOOD SUGAR MEASUREMENTS (mg/dL)
		SYSTOLIC (UPPER)	DIASTOLIC (LOWER)			
TUESDAY	__:__ AM					
	__:__ AM					
	__:__ PM					
	__:__ PM					

	TIME	BLOOD PRESSURE		PULSE HEART RATE	WEIGHT	BLOOD SUGAR MEASUREMENTS (mg/dL)
		SYSTOLIC (UPPER)	DIASTOLIC (LOWER)			
WEDNESDAY	__:__ AM					
	__:__ AM					
	__:__ PM					
	__:__ PM					

	TIME	BLOOD PRESSURE		PULSE HEART RATE	WEIGHT	BLOOD SUGAR MEASUREMENTS (mg/dL)
		SYSTOLIC (UPPER)	DIASTOLIC (LOWER)			
THURSDAY	__:__ AM					
	__:__ AM					
	__:__ PM					
	__:__ PM					

YEAR: MONTH: WEEK:

	TIME	BLOOD PRESSURE		PULSE HEART RATE	WEIGHT	BLOOD SUGAR MEASUREMENTS (mg/dL)
		SYSTOLIC (UPPER)	DIASTOLIC (LOWER)			
FRIDAY	__:__ AM					
	__:__ AM					
	__:__ PM					
	__:__ PM					

	TIME	BLOOD PRESSURE		PULSE HEART RATE	WEIGHT	BLOOD SUGAR MEASUREMENTS (mg/dL)
		SYSTOLIC (UPPER)	DIASTOLIC (LOWER)			
SATURDAY	__:__ AM					
	__:__ AM					
	__:__ PM					
	__:__ PM					

	TIME	BLOOD PRESSURE		PULSE HEART RATE	WEIGHT	BLOOD SUGAR MEASUREMENTS (mg/dL)
		SYSTOLIC (UPPER)	DIASTOLIC (LOWER)			
SUNDAY	__:__ AM					
	__:__ AM					
	__:__ PM					
	__:__ PM					

WEEKLY NOTES:

_____

_____

_____

_____

_____

YEAR: MONTH: WEEK:

	TIME	BLOOD PRESSURE		PULSE HEART RATE	WEIGHT	BLOOD SUGAR MEASUREMENTS (mg/dL)
		SYSTOLIC (UPPER)	DIASTOLIC (LOWER)			
MONDAY	__:__ AM					
	__:__ AM					
	__:__ PM					
	__:__ PM					

	TIME	BLOOD PRESSURE		PULSE HEART RATE	WEIGHT	BLOOD SUGAR MEASUREMENTS (mg/dL)
		SYSTOLIC (UPPER)	DIASTOLIC (LOWER)			
TUESDAY	__:__ AM					
	__:__ AM					
	__:__ PM					
	__:__ PM					

	TIME	BLOOD PRESSURE		PULSE HEART RATE	WEIGHT	BLOOD SUGAR MEASUREMENTS (mg/dL)
		SYSTOLIC (UPPER)	DIASTOLIC (LOWER)			
WEDNESDAY	__:__ AM					
	__:__ AM					
	__:__ PM					
	__:__ PM					

	TIME	BLOOD PRESSURE		PULSE HEART RATE	WEIGHT	BLOOD SUGAR MEASUREMENTS (mg/dL)
		SYSTOLIC (UPPER)	DIASTOLIC (LOWER)			
THURSDAY	__:__ AM					
	__:__ AM					
	__:__ PM					
	__:__ PM					

YEAR:　　　　　　　　　MONTH:　　　　　　　　　WEEK:

	TIME	BLOOD PRESSURE		PULSE HEART RATE	WEIGHT	BLOOD SUGAR MEASUREMENTS (mg/dL)
		SYSTOLIC (UPPER)	DIASTOLIC (LOWER)			
FRIDAY	__:__ AM					
	__:__ AM					
	__:__ PM					
	__:__ PM					

	TIME	BLOOD PRESSURE		PULSE HEART RATE	WEIGHT	BLOOD SUGAR MEASUREMENTS (mg/dL)
		SYSTOLIC (UPPER)	DIASTOLIC (LOWER)			
SATURDAY	__:__ AM					
	__:__ AM					
	__:__ PM					
	__:__ PM					

	TIME	BLOOD PRESSURE		PULSE HEART RATE	WEIGHT	BLOOD SUGAR MEASUREMENTS (mg/dL)
		SYSTOLIC (UPPER)	DIASTOLIC (LOWER)			
SUNDAY	__:__ AM					
	__:__ AM					
	__:__ PM					
	__:__ PM					

WEEKLY NOTES:

_____

_____

_____

_____

_____

YEAR: MONTH: WEEK:

	TIME	BLOOD PRESSURE		PULSE HEART RATE	WEIGHT	BLOOD SUGAR MEASUREMENTS (mg/dL)
		SYSTOLIC (UPPER)	DIASTOLIC (LOWER)			
MONDAY	__:__ AM					
	__:__ AM					
	__:__ PM					
	__:__ PM					

	TIME	BLOOD PRESSURE		PULSE HEART RATE	WEIGHT	BLOOD SUGAR MEASUREMENTS (mg/dL)
		SYSTOLIC (UPPER)	DIASTOLIC (LOWER)			
TUESDAY	__:__ AM					
	__:__ AM					
	__:__ PM					
	__:__ PM					

	TIME	BLOOD PRESSURE		PULSE HEART RATE	WEIGHT	BLOOD SUGAR MEASUREMENTS (mg/dL)
		SYSTOLIC (UPPER)	DIASTOLIC (LOWER)			
WEDNESDAY	__:__ AM					
	__:__ AM					
	__:__ PM					
	__:__ PM					

	TIME	BLOOD PRESSURE		PULSE HEART RATE	WEIGHT	BLOOD SUGAR MEASUREMENTS (mg/dL)
		SYSTOLIC (UPPER)	DIASTOLIC (LOWER)			
THURSDAY	__:__ AM					
	__:__ AM					
	__:__ PM					
	__:__ PM					

YEAR: MONTH: WEEK:

| | TIME | BLOOD PRESSURE | | PULSE HEART RATE | WEIGHT | BLOOD SUGAR MEASUREMENTS (mg/dL) |
		SYSTOLIC (UPPER)	DIASTOLIC (LOWER)			
FRIDAY	__:__ AM					
	__:__ AM					
	__:__ PM					
	__:__ PM					

| | TIME | BLOOD PRESSURE | | PULSE HEART RATE | WEIGHT | BLOOD SUGAR MEASUREMENTS (mg/dL) |
		SYSTOLIC (UPPER)	DIASTOLIC (LOWER)			
SATURDAY	__:__ AM					
	__:__ AM					
	__:__ PM					
	__:__ PM					

| | TIME | BLOOD PRESSURE | | PULSE HEART RATE | WEIGHT | BLOOD SUGAR MEASUREMENTS (mg/dL) |
		SYSTOLIC (UPPER)	DIASTOLIC (LOWER)			
SUNDAY	__:__ AM					
	__:__ AM					
	__:__ PM					
	__:__ PM					

WEEKLY NOTES:

_____
_____
_____
_____
_____

YEAR: MONTH: WEEK:

	TIME	BLOOD PRESSURE		PULSE HEART RATE	WEIGHT	BLOOD SUGAR MEASUREMENTS (mg/dL)
		SYSTOLIC (UPPER)	DIASTOLIC (LOWER)			
MONDAY	__:__ AM					
	__:__ AM					
	__:__ PM					
	__:__ PM					

	TIME	BLOOD PRESSURE		PULSE HEART RATE	WEIGHT	BLOOD SUGAR MEASUREMENTS (mg/dL)
		SYSTOLIC (UPPER)	DIASTOLIC (LOWER)			
TUESDAY	__:__ AM					
	__:__ AM					
	__:__ PM					
	__:__ PM					

	TIME	BLOOD PRESSURE		PULSE HEART RATE	WEIGHT	BLOOD SUGAR MEASUREMENTS (mg/dL)
		SYSTOLIC (UPPER)	DIASTOLIC (LOWER)			
WEDNESDAY	__:__ AM					
	__:__ AM					
	__:__ PM					
	__:__ PM					

	TIME	BLOOD PRESSURE		PULSE HEART RATE	WEIGHT	BLOOD SUGAR MEASUREMENTS (mg/dL)
		SYSTOLIC (UPPER)	DIASTOLIC (LOWER)			
THURSDAY	__:__ AM					
	__:__ AM					
	__:__ PM					
	__:__ PM					

YEAR: MONTH: WEEK:

| | TIME | BLOOD PRESSURE | | PULSE HEART RATE | WEIGHT | BLOOD SUGAR MEASUREMENTS (mg/dL) |
		SYSTOLIC (UPPER)	DIASTOLIC (LOWER)			
FRIDAY	__:__ AM					
	__:__ AM					
	__:__ PM					
	__:__ PM					

| | TIME | BLOOD PRESSURE | | PULSE HEART RATE | WEIGHT | BLOOD SUGAR MEASUREMENTS (mg/dL) |
		SYSTOLIC (UPPER)	DIASTOLIC (LOWER)			
SATURDAY	__:__ AM					
	__:__ AM					
	__:__ PM					
	__:__ PM					

| | TIME | BLOOD PRESSURE | | PULSE HEART RATE | WEIGHT | BLOOD SUGAR MEASUREMENTS (mg/dL) |
		SYSTOLIC (UPPER)	DIASTOLIC (LOWER)			
SUNDAY	__:__ AM					
	__:__ AM					
	__:__ PM					
	__:__ PM					

WEEKLY NOTES:

_____
_____
_____
_____
_____
_____

YEAR: MONTH: WEEK:

	TIME	BLOOD PRESSURE		PULSE HEART RATE	WEIGHT	BLOOD SUGAR MEASUREMENTS (mg/dL)
		SYSTOLIC (UPPER)	DIASTOLIC (LOWER)			
MONDAY	__:__ AM					
	__:__ AM					
	__:__ PM					
	__:__ PM					

	TIME	BLOOD PRESSURE		PULSE HEART RATE	WEIGHT	BLOOD SUGAR MEASUREMENTS (mg/dL)
		SYSTOLIC (UPPER)	DIASTOLIC (LOWER)			
TUESDAY	__:__ AM					
	__:__ AM					
	__:__ PM					
	__:__ PM					

	TIME	BLOOD PRESSURE		PULSE HEART RATE	WEIGHT	BLOOD SUGAR MEASUREMENTS (mg/dL)
		SYSTOLIC (UPPER)	DIASTOLIC (LOWER)			
WEDNESDAY	__:__ AM					
	__:__ AM					
	__:__ PM					
	__:__ PM					

	TIME	BLOOD PRESSURE		PULSE HEART RATE	WEIGHT	BLOOD SUGAR MEASUREMENTS (mg/dL)
		SYSTOLIC (UPPER)	DIASTOLIC (LOWER)			
THURSDAY	__:__ AM					
	__:__ AM					
	__:__ PM					
	__:__ PM					

YEAR: MONTH: WEEK:

	TIME	BLOOD PRESSURE		PULSE HEART RATE	WEIGHT	BLOOD SUGAR MEASUREMENTS (mg/dL)
		SYSTOLIC (UPPER)	DIASTOLIC (LOWER)			
FRIDAY	__:__ AM					
	__:__ AM					
	__:__ PM					
	__:__ PM					

	TIME	BLOOD PRESSURE		PULSE HEART RATE	WEIGHT	BLOOD SUGAR MEASUREMENTS (mg/dL)
		SYSTOLIC (UPPER)	DIASTOLIC (LOWER)			
SATURDAY	__:__ AM					
	__:__ AM					
	__:__ PM					
	__:__ PM					

	TIME	BLOOD PRESSURE		PULSE HEART RATE	WEIGHT	BLOOD SUGAR MEASUREMENTS (mg/dL)
		SYSTOLIC (UPPER)	DIASTOLIC (LOWER)			
SUNDAY	__:__ AM					
	__:__ AM					
	__:__ PM					
	__:__ PM					

WEEKLY NOTES:

_____
_____
_____
_____
_____

YEAR: MONTH: WEEK:

	TIME	BLOOD PRESSURE		PULSE HEART RATE	WEIGHT	BLOOD SUGAR MEASUREMENTS (mg/dL)
		SYSTOLIC (UPPER)	DIASTOLIC (LOWER)			
MONDAY	__:__ AM					
	__:__ AM					
	__:__ PM					
	__:__ PM					

	TIME	BLOOD PRESSURE		PULSE HEART RATE	WEIGHT	BLOOD SUGAR MEASUREMENTS (mg/dL)
		SYSTOLIC (UPPER)	DIASTOLIC (LOWER)			
TUESDAY	__:__ AM					
	__:__ AM					
	__:__ PM					
	__:__ PM					

	TIME	BLOOD PRESSURE		PULSE HEART RATE	WEIGHT	BLOOD SUGAR MEASUREMENTS (mg/dL)
		SYSTOLIC (UPPER)	DIASTOLIC (LOWER)			
WEDNESDAY	__:__ AM					
	__:__ AM					
	__:__ PM					
	__:__ PM					

	TIME	BLOOD PRESSURE		PULSE HEART RATE	WEIGHT	BLOOD SUGAR MEASUREMENTS (mg/dL)
		SYSTOLIC (UPPER)	DIASTOLIC (LOWER)			
THURSDAY	__:__ AM					
	__:__ AM					
	__:__ PM					
	__:__ PM					

YEAR: MONTH: WEEK:

	TIME	BLOOD PRESSURE		PULSE HEART RATE	WEIGHT	BLOOD SUGAR MEASUREMENTS (mg/dL)
		SYSTOLIC (UPPER)	DIASTOLIC (LOWER)			
FRIDAY	__:__ AM					
	__:__ AM					
	__:__ PM					
	__:__ PM					

	TIME	BLOOD PRESSURE		PULSE HEART RATE	WEIGHT	BLOOD SUGAR MEASUREMENTS (mg/dL)
		SYSTOLIC (UPPER)	DIASTOLIC (LOWER)			
SATURDAY	__:__ AM					
	__:__ AM					
	__:__ PM					
	__:__ PM					

	TIME	BLOOD PRESSURE		PULSE HEART RATE	WEIGHT	BLOOD SUGAR MEASUREMENTS (mg/dL)
		SYSTOLIC (UPPER)	DIASTOLIC (LOWER)			
SUNDAY	__:__ AM					
	__:__ AM					
	__:__ PM					
	__:__ PM					

WEEKLY NOTES:

_____
_____
_____
_____
_____
_____

YEAR: MONTH: WEEK:

	TIME	BLOOD PRESSURE		PULSE HEART RATE	WEIGHT	BLOOD SUGAR MEASUREMENTS (mg/dL)
		SYSTOLIC (UPPER)	DIASTOLIC (LOWER)			
MONDAY	__:__ AM					
	__:__ AM					
	__:__ PM					
	__:__ PM					

	TIME	BLOOD PRESSURE		PULSE HEART RATE	WEIGHT	BLOOD SUGAR MEASUREMENTS (mg/dL)
		SYSTOLIC (UPPER)	DIASTOLIC (LOWER)			
TUESDAY	__:__ AM					
	__:__ AM					
	__:__ PM					
	__:__ PM					

	TIME	BLOOD PRESSURE		PULSE HEART RATE	WEIGHT	BLOOD SUGAR MEASUREMENTS (mg/dL)
		SYSTOLIC (UPPER)	DIASTOLIC (LOWER)			
WEDNESDAY	__:__ AM					
	__:__ AM					
	__:__ PM					
	__:__ PM					

	TIME	BLOOD PRESSURE		PULSE HEART RATE	WEIGHT	BLOOD SUGAR MEASUREMENTS (mg/dL)
		SYSTOLIC (UPPER)	DIASTOLIC (LOWER)			
THURSDAY	__:__ AM					
	__:__ AM					
	__:__ PM					
	__:__ PM					

YEAR: MONTH: WEEK:

	TIME	BLOOD PRESSURE		PULSE HEART RATE	WEIGHT	BLOOD SUGAR MEASUREMENTS (mg/dL)
		SYSTOLIC (UPPER)	DIASTOLIC (LOWER)			
FRIDAY	__:__ AM					
	__:__ AM					
	__:__ PM					
	__:__ PM					

	TIME	BLOOD PRESSURE		PULSE HEART RATE	WEIGHT	BLOOD SUGAR MEASUREMENTS (mg/dL)
		SYSTOLIC (UPPER)	DIASTOLIC (LOWER)			
SATURDAY	__:__ AM					
	__:__ AM					
	__:__ PM					
	__:__ PM					

	TIME	BLOOD PRESSURE		PULSE HEART RATE	WEIGHT	BLOOD SUGAR MEASUREMENTS (mg/dL)
		SYSTOLIC (UPPER)	DIASTOLIC (LOWER)			
SUNDAY	__:__ AM					
	__:__ AM					
	__:__ PM					
	__:__ PM					

WEEKLY NOTES:

_____

_____

_____

_____

_____

YEAR: MONTH: WEEK:

	TIME	BLOOD PRESSURE		PULSE HEART RATE	WEIGHT	BLOOD SUGAR MEASUREMENTS (mg/dL)
		SYSTOLIC (UPPER)	DIASTOLIC (LOWER)			
MONDAY	__:__ AM					
	__:__ AM					
	__:__ PM					
	__:__ PM					

	TIME	BLOOD PRESSURE		PULSE HEART RATE	WEIGHT	BLOOD SUGAR MEASUREMENTS (mg/dL)
		SYSTOLIC (UPPER)	DIASTOLIC (LOWER)			
TUESDAY	__:__ AM					
	__:__ AM					
	__:__ PM					
	__:__ PM					

	TIME	BLOOD PRESSURE		PULSE HEART RATE	WEIGHT	BLOOD SUGAR MEASUREMENTS (mg/dL)
		SYSTOLIC (UPPER)	DIASTOLIC (LOWER)			
WEDNESDAY	__:__ AM					
	__:__ AM					
	__:__ PM					
	__:__ PM					

	TIME	BLOOD PRESSURE		PULSE HEART RATE	WEIGHT	BLOOD SUGAR MEASUREMENTS (mg/dL)
		SYSTOLIC (UPPER)	DIASTOLIC (LOWER)			
THURSDAY	__:__ AM					
	__:__ AM					
	__:__ PM					
	__:__ PM					

YEAR: MONTH: WEEK:

	TIME	BLOOD PRESSURE		PULSE HEART RATE	WEIGHT	BLOOD SUGAR MEASUREMENTS (mg/dL)
		SYSTOLIC (UPPER)	DIASTOLIC (LOWER)			
FRIDAY	__:__ AM					
	__:__ AM					
	__:__ PM					
	__:__ PM					

	TIME	BLOOD PRESSURE		PULSE HEART RATE	WEIGHT	BLOOD SUGAR MEASUREMENTS (mg/dL)
		SYSTOLIC (UPPER)	DIASTOLIC (LOWER)			
SATURDAY	__:__ AM					
	__:__ AM					
	__:__ PM					
	__:__ PM					

	TIME	BLOOD PRESSURE		PULSE HEART RATE	WEIGHT	BLOOD SUGAR MEASUREMENTS (mg/dL)
		SYSTOLIC (UPPER)	DIASTOLIC (LOWER)			
SUNDAY	__:__ AM					
	__:__ AM					
	__:__ PM					
	__:__ PM					

WEEKLY NOTES:

_____
_____
_____
_____
_____

YEAR: MONTH: WEEK:

	TIME	BLOOD PRESSURE		PULSE HEART RATE	WEIGHT	BLOOD SUGAR MEASUREMENTS (mg/dL)
		SYSTOLIC (UPPER)	DIASTOLIC (LOWER)			
MONDAY	__:__ AM					
	__:__ AM					
	__:__ PM					
	__:__ PM					

	TIME	BLOOD PRESSURE		PULSE HEART RATE	WEIGHT	BLOOD SUGAR MEASUREMENTS (mg/dL)
		SYSTOLIC (UPPER)	DIASTOLIC (LOWER)			
TUESDAY	__:__ AM					
	__:__ AM					
	__:__ PM					
	__:__ PM					

	TIME	BLOOD PRESSURE		PULSE HEART RATE	WEIGHT	BLOOD SUGAR MEASUREMENTS (mg/dL)
		SYSTOLIC (UPPER)	DIASTOLIC (LOWER)			
WEDNESDAY	__:__ AM					
	__:__ AM					
	__:__ PM					
	__:__ PM					

	TIME	BLOOD PRESSURE		PULSE HEART RATE	WEIGHT	BLOOD SUGAR MEASUREMENTS (mg/dL)
		SYSTOLIC (UPPER)	DIASTOLIC (LOWER)			
THURSDAY	__:__ AM					
	__:__ AM					
	__:__ PM					
	__:__ PM					

YEAR: MONTH: WEEK:

	TIME	BLOOD PRESSURE		PULSE HEART RATE	WEIGHT	BLOOD SUGAR MEASUREMENTS (mg/dL)
		SYSTOLIC (UPPER)	DIASTOLIC (LOWER)			
FRIDAY	__:__ AM					
	__:__ AM					
	__:__ PM					
	__:__ PM					

	TIME	BLOOD PRESSURE		PULSE HEART RATE	WEIGHT	BLOOD SUGAR MEASUREMENTS (mg/dL)
		SYSTOLIC (UPPER)	DIASTOLIC (LOWER)			
SATURDAY	__:__ AM					
	__:__ AM					
	__:__ PM					
	__:__ PM					

	TIME	BLOOD PRESSURE		PULSE HEART RATE	WEIGHT	BLOOD SUGAR MEASUREMENTS (mg/dL)
		SYSTOLIC (UPPER)	DIASTOLIC (LOWER)			
SUNDAY	__:__ AM					
	__:__ AM					
	__:__ PM					
	__:__ PM					

WEEKLY NOTES:

_____

_____

_____

_____

_____

YEAR: MONTH: WEEK:

	TIME	BLOOD PRESSURE		PULSE HEART RATE	WEIGHT	BLOOD SUGAR MEASUREMENTS (mg/dL)
		SYSTOLIC (UPPER)	DIASTOLIC (LOWER)			
MONDAY	__:__ AM					
	__:__ AM					
	__:__ PM					
	__:__ PM					

	TIME	BLOOD PRESSURE		PULSE HEART RATE	WEIGHT	BLOOD SUGAR MEASUREMENTS (mg/dL)
		SYSTOLIC (UPPER)	DIASTOLIC (LOWER)			
TUESDAY	__:__ AM					
	__:__ AM					
	__:__ PM					
	__:__ PM					

	TIME	BLOOD PRESSURE		PULSE HEART RATE	WEIGHT	BLOOD SUGAR MEASUREMENTS (mg/dL)
		SYSTOLIC (UPPER)	DIASTOLIC (LOWER)			
WEDNESDAY	__:__ AM					
	__:__ AM					
	__:__ PM					
	__:__ PM					

	TIME	BLOOD PRESSURE		PULSE HEART RATE	WEIGHT	BLOOD SUGAR MEASUREMENTS (mg/dL)
		SYSTOLIC (UPPER)	DIASTOLIC (LOWER)			
THURSDAY	__:__ AM					
	__:__ AM					
	__:__ PM					
	__:__ PM					

YEAR: MONTH: WEEK:

	TIME	BLOOD PRESSURE		PULSE HEART RATE	WEIGHT	BLOOD SUGAR MEASUREMENTS (mg/dL)
		SYSTOLIC (UPPER)	DIASTOLIC (LOWER)			
FRIDAY	__:__ AM					
	__:__ AM					
	__:__ PM					
	__:__ PM					

	TIME	BLOOD PRESSURE		PULSE HEART RATE	WEIGHT	BLOOD SUGAR MEASUREMENTS (mg/dL)
		SYSTOLIC (UPPER)	DIASTOLIC (LOWER)			
SATURDAY	__:__ AM					
	__:__ AM					
	__:__ PM					
	__:__ PM					

	TIME	BLOOD PRESSURE		PULSE HEART RATE	WEIGHT	BLOOD SUGAR MEASUREMENTS (mg/dL)
		SYSTOLIC (UPPER)	DIASTOLIC (LOWER)			
SUNDAY	__:__ AM					
	__:__ AM					
	__:__ PM					
	__:__ PM					

WEEKLY NOTES:

_____
_____
_____
_____
_____
_____

YEAR: MONTH: WEEK:

	TIME	BLOOD PRESSURE		PULSE HEART RATE	WEIGHT	BLOOD SUGAR MEASUREMENTS (mg/dL)
		SYSTOLIC (UPPER)	DIASTOLIC (LOWER)			
MONDAY	__:__ AM					
	__:__ AM					
	__:__ PM					
	__:__ PM					

	TIME	BLOOD PRESSURE		PULSE HEART RATE	WEIGHT	BLOOD SUGAR MEASUREMENTS (mg/dL)
		SYSTOLIC (UPPER)	DIASTOLIC (LOWER)			
TUESDAY	__:__ AM					
	__:__ AM					
	__:__ PM					
	__:__ PM					

	TIME	BLOOD PRESSURE		PULSE HEART RATE	WEIGHT	BLOOD SUGAR MEASUREMENTS (mg/dL)
		SYSTOLIC (UPPER)	DIASTOLIC (LOWER)			
WEDNESDAY	__:__ AM					
	__:__ AM					
	__:__ PM					
	__:__ PM					

	TIME	BLOOD PRESSURE		PULSE HEART RATE	WEIGHT	BLOOD SUGAR MEASUREMENTS (mg/dL)
		SYSTOLIC (UPPER)	DIASTOLIC (LOWER)			
THURSDAY	__:__ AM					
	__:__ AM					
	__:__ PM					
	__:__ PM					

YEAR: MONTH: WEEK:

	TIME	BLOOD PRESSURE		PULSE HEART RATE	WEIGHT	BLOOD SUGAR MEASUREMENTS (mg/dL)
		SYSTOLIC (UPPER)	DIASTOLIC (LOWER)			
FRIDAY	__:__ AM					
	__:__ AM					
	__:__ PM					
	__:__ PM					

	TIME	BLOOD PRESSURE		PULSE HEART RATE	WEIGHT	BLOOD SUGAR MEASUREMENTS (mg/dL)
		SYSTOLIC (UPPER)	DIASTOLIC (LOWER)			
SATURDAY	__:__ AM					
	__:__ AM					
	__:__ PM					
	__:__ PM					

	TIME	BLOOD PRESSURE		PULSE HEART RATE	WEIGHT	BLOOD SUGAR MEASUREMENTS (mg/dL)
		SYSTOLIC (UPPER)	DIASTOLIC (LOWER)			
SUNDAY	__:__ AM					
	__:__ AM					
	__:__ PM					
	__:__ PM					

WEEKLY NOTES:

_____
_____
_____
_____
_____

YEAR: MONTH: WEEK:

	TIME	BLOOD PRESSURE		PULSE HEART RATE	WEIGHT	BLOOD SUGAR MEASUREMENTS (mg/dL)
		SYSTOLIC (UPPER)	DIASTOLIC (LOWER)			
MONDAY	__:__ AM					
	__:__ AM					
	__:__ PM					
	__:__ PM					

	TIME	BLOOD PRESSURE		PULSE HEART RATE	WEIGHT	BLOOD SUGAR MEASUREMENTS (mg/dL)
		SYSTOLIC (UPPER)	DIASTOLIC (LOWER)			
TUESDAY	__:__ AM					
	__:__ AM					
	__:__ PM					
	__:__ PM					

	TIME	BLOOD PRESSURE		PULSE HEART RATE	WEIGHT	BLOOD SUGAR MEASUREMENTS (mg/dL)
		SYSTOLIC (UPPER)	DIASTOLIC (LOWER)			
WEDNESDAY	__:__ AM					
	__:__ AM					
	__:__ PM					
	__:__ PM					

	TIME	BLOOD PRESSURE		PULSE HEART RATE	WEIGHT	BLOOD SUGAR MEASUREMENTS (mg/dL)
		SYSTOLIC (UPPER)	DIASTOLIC (LOWER)			
THURSDAY	__:__ AM					
	__:__ AM					
	__:__ PM					
	__:__ PM					

YEAR: MONTH: WEEK:

	TIME	BLOOD PRESSURE		PULSE HEART RATE	WEIGHT	BLOOD SUGAR MEASUREMENTS (mg/dL)
		SYSTOLIC (UPPER)	DIASTOLIC (LOWER)			
FRIDAY	__:__ AM					
	__:__ AM					
	__:__ PM					
	__:__ PM					

	TIME	BLOOD PRESSURE		PULSE HEART RATE	WEIGHT	BLOOD SUGAR MEASUREMENTS (mg/dL)
		SYSTOLIC (UPPER)	DIASTOLIC (LOWER)			
SATURDAY	__:__ AM					
	__:__ AM					
	__:__ PM					
	__:__ PM					

	TIME	BLOOD PRESSURE		PULSE HEART RATE	WEIGHT	BLOOD SUGAR MEASUREMENTS (mg/dL)
		SYSTOLIC (UPPER)	DIASTOLIC (LOWER)			
SUNDAY	__:__ AM					
	__:__ AM					
	__:__ PM					
	__:__ PM					

WEEKLY NOTES:

_____
_____
_____
_____
_____
_____

YEAR:　　　　　　　　　MONTH:　　　　　　　　　WEEK:

MONDAY

TIME	BLOOD PRESSURE		PULSE HEART RATE	WEIGHT	BLOOD SUGAR MEASUREMENTS (mg/dL)
	SYSTOLIC (UPPER)	DIASTOLIC (LOWER)			
__:__ AM					
__:__ AM					
__:__ PM					
__:__ PM					

TUESDAY

TIME	BLOOD PRESSURE		PULSE HEART RATE	WEIGHT	BLOOD SUGAR MEASUREMENTS (mg/dL)
	SYSTOLIC (UPPER)	DIASTOLIC (LOWER)			
__:__ AM					
__:__ AM					
__:__ PM					
__:__ PM					

WEDNESDAY

TIME	BLOOD PRESSURE		PULSE HEART RATE	WEIGHT	BLOOD SUGAR MEASUREMENTS (mg/dL)
	SYSTOLIC (UPPER)	DIASTOLIC (LOWER)			
__:__ AM					
__:__ AM					
__:__ PM					
__:__ PM					

THURSDAY

TIME	BLOOD PRESSURE		PULSE HEART RATE	WEIGHT	BLOOD SUGAR MEASUREMENTS (mg/dL)
	SYSTOLIC (UPPER)	DIASTOLIC (LOWER)			
__:__ AM					
__:__ AM					
__:__ PM					
__:__ PM					

YEAR:　　　　　　　　MONTH:　　　　　　　　WEEK:

	TIME	BLOOD PRESSURE		PULSE HEART RATE	WEIGHT	BLOOD SUGAR MEASUREMENTS (mg/dL)
		SYSTOLIC (UPPER)	DIASTOLIC (LOWER)			
FRIDAY	__:__ AM					
	__:__ AM					
	__:__ PM					
	__:__ PM					

	TIME	BLOOD PRESSURE		PULSE HEART RATE	WEIGHT	BLOOD SUGAR MEASUREMENTS (mg/dL)
		SYSTOLIC (UPPER)	DIASTOLIC (LOWER)			
SATURDAY	__:__ AM					
	__:__ AM					
	__:__ PM					
	__:__ PM					

	TIME	BLOOD PRESSURE		PULSE HEART RATE	WEIGHT	BLOOD SUGAR MEASUREMENTS (mg/dL)
		SYSTOLIC (UPPER)	DIASTOLIC (LOWER)			
SUNDAY	__:__ AM					
	__:__ AM					
	__:__ PM					
	__:__ PM					

WEEKLY NOTES:

_____

_____

_____

_____

_____

YEAR: MONTH: WEEK:

	TIME	BLOOD PRESSURE		PULSE HEART RATE	WEIGHT	BLOOD SUGAR MEASUREMENTS (mg/dL)
		SYSTOLIC (UPPER)	DIASTOLIC (LOWER)			
MONDAY	__:__ AM					
	__:__ AM					
	__:__ PM					
	__:__ PM					

	TIME	BLOOD PRESSURE		PULSE HEART RATE	WEIGHT	BLOOD SUGAR MEASUREMENTS (mg/dL)
		SYSTOLIC (UPPER)	DIASTOLIC (LOWER)			
TUESDAY	__:__ AM					
	__:__ AM					
	__:__ PM					
	__:__ PM					

	TIME	BLOOD PRESSURE		PULSE HEART RATE	WEIGHT	BLOOD SUGAR MEASUREMENTS (mg/dL)
		SYSTOLIC (UPPER)	DIASTOLIC (LOWER)			
WEDNESDAY	__:__ AM					
	__:__ AM					
	__:__ PM					
	__:__ PM					

	TIME	BLOOD PRESSURE		PULSE HEART RATE	WEIGHT	BLOOD SUGAR MEASUREMENTS (mg/dL)
		SYSTOLIC (UPPER)	DIASTOLIC (LOWER)			
THURSDAY	__:__ AM					
	__:__ AM					
	__:__ PM					
	__:__ PM					

YEAR: MONTH: WEEK:

FRIDAY

TIME	BLOOD PRESSURE		PULSE HEART RATE	WEIGHT	BLOOD SUGAR MEASUREMENTS (mg/dL)
	SYSTOLIC (UPPER)	DIASTOLIC (LOWER)			
__:__ AM					
__:__ AM					
__:__ PM					
__:__ PM					

SATURDAY

TIME	BLOOD PRESSURE		PULSE HEART RATE	WEIGHT	BLOOD SUGAR MEASUREMENTS (mg/dL)
	SYSTOLIC (UPPER)	DIASTOLIC (LOWER)			
__:__ AM					
__:__ AM					
__:__ PM					
__:__ PM					

SUNDAY

TIME	BLOOD PRESSURE		PULSE HEART RATE	WEIGHT	BLOOD SUGAR MEASUREMENTS (mg/dL)
	SYSTOLIC (UPPER)	DIASTOLIC (LOWER)			
__:__ AM					
__:__ AM					
__:__ PM					
__:__ PM					

WEEKLY NOTES:

_____
_____
_____
_____
_____
_____

YEAR: MONTH: WEEK:

	TIME	BLOOD PRESSURE		PULSE HEART RATE	WEIGHT	BLOOD SUGAR MEASUREMENTS (mg/dL)
		SYSTOLIC (UPPER)	DIASTOLIC (LOWER)			
MONDAY	__:__ AM					
	__:__ AM					
	__:__ PM					
	__:__ PM					

	TIME	BLOOD PRESSURE		PULSE HEART RATE	WEIGHT	BLOOD SUGAR MEASUREMENTS (mg/dL)
		SYSTOLIC (UPPER)	DIASTOLIC (LOWER)			
TUESDAY	__:__ AM					
	__:__ AM					
	__:__ PM					
	__:__ PM					

	TIME	BLOOD PRESSURE		PULSE HEART RATE	WEIGHT	BLOOD SUGAR MEASUREMENTS (mg/dL)
		SYSTOLIC (UPPER)	DIASTOLIC (LOWER)			
WEDNESDAY	__:__ AM					
	__:__ AM					
	__:__ PM					
	__:__ PM					

	TIME	BLOOD PRESSURE		PULSE HEART RATE	WEIGHT	BLOOD SUGAR MEASUREMENTS (mg/dL)
		SYSTOLIC (UPPER)	DIASTOLIC (LOWER)			
THURSDAY	__:__ AM					
	__:__ AM					
	__:__ PM					
	__:__ PM					

YEAR: MONTH: WEEK:

	TIME	BLOOD PRESSURE		PULSE HEART RATE	WEIGHT	BLOOD SUGAR MEASUREMENTS (mg/dL)
		SYSTOLIC (UPPER)	DIASTOLIC (LOWER)			
FRIDAY	__:__ AM					
	__:__ AM					
	__:__ PM					
	__:__ PM					

	TIME	BLOOD PRESSURE		PULSE HEART RATE	WEIGHT	BLOOD SUGAR MEASUREMENTS (mg/dL)
		SYSTOLIC (UPPER)	DIASTOLIC (LOWER)			
SATURDAY	__:__ AM					
	__:__ AM					
	__:__ PM					
	__:__ PM					

	TIME	BLOOD PRESSURE		PULSE HEART RATE	WEIGHT	BLOOD SUGAR MEASUREMENTS (mg/dL)
		SYSTOLIC (UPPER)	DIASTOLIC (LOWER)			
SUNDAY	__:__ AM					
	__:__ AM					
	__:__ PM					
	__:__ PM					

WEEKLY NOTES:

_____
_____
_____
_____
_____

YEAR: MONTH: WEEK:

	TIME	BLOOD PRESSURE		PULSE HEART RATE	WEIGHT	BLOOD SUGAR MEASUREMENTS (mg/dL)
		SYSTOLIC (UPPER)	DIASTOLIC (LOWER)			
MONDAY	__:__ AM					
	__:__ AM					
	__:__ PM					
	__:__ PM					

	TIME	BLOOD PRESSURE		PULSE HEART RATE	WEIGHT	BLOOD SUGAR MEASUREMENTS (mg/dL)
		SYSTOLIC (UPPER)	DIASTOLIC (LOWER)			
TUESDAY	__:__ AM					
	__:__ AM					
	__:__ PM					
	__:__ PM					

	TIME	BLOOD PRESSURE		PULSE HEART RATE	WEIGHT	BLOOD SUGAR MEASUREMENTS (mg/dL)
		SYSTOLIC (UPPER)	DIASTOLIC (LOWER)			
WEDNESDAY	__:__ AM					
	__:__ AM					
	__:__ PM					
	__:__ PM					

	TIME	BLOOD PRESSURE		PULSE HEART RATE	WEIGHT	BLOOD SUGAR MEASUREMENTS (mg/dL)
		SYSTOLIC (UPPER)	DIASTOLIC (LOWER)			
THURSDAY	__:__ AM					
	__:__ AM					
	__:__ PM					
	__:__ PM					

YEAR: MONTH: WEEK:

	TIME	BLOOD PRESSURE		PULSE HEART RATE	WEIGHT	BLOOD SUGAR MEASUREMENTS (mg/dL)
		SYSTOLIC (UPPER)	DIASTOLIC (LOWER)			
FRIDAY	__:__ AM					
	__:__ AM					
	__:__ PM					
	__:__ PM					

	TIME	BLOOD PRESSURE		PULSE HEART RATE	WEIGHT	BLOOD SUGAR MEASUREMENTS (mg/dL)
		SYSTOLIC (UPPER)	DIASTOLIC (LOWER)			
SATURDAY	__:__ AM					
	__:__ AM					
	__:__ PM					
	__:__ PM					

	TIME	BLOOD PRESSURE		PULSE HEART RATE	WEIGHT	BLOOD SUGAR MEASUREMENTS (mg/dL)
		SYSTOLIC (UPPER)	DIASTOLIC (LOWER)			
SUNDAY	__:__ AM					
	__:__ AM					
	__:__ PM					
	__:__ PM					

WEEKLY NOTES:

_____
_____
_____
_____
_____
_____

YEAR: MONTH: WEEK:

	TIME	BLOOD PRESSURE		PULSE HEART RATE	WEIGHT	BLOOD SUGAR MEASUREMENTS (mg/dL)
		SYSTOLIC (UPPER)	DIASTOLIC (LOWER)			
MONDAY	__:__ AM					
	__:__ AM					
	__:__ PM					
	__:__ PM					

	TIME	BLOOD PRESSURE		PULSE HEART RATE	WEIGHT	BLOOD SUGAR MEASUREMENTS (mg/dL)
		SYSTOLIC (UPPER)	DIASTOLIC (LOWER)			
TUESDAY	__:__ AM					
	__:__ AM					
	__:__ PM					
	__:__ PM					

	TIME	BLOOD PRESSURE		PULSE HEART RATE	WEIGHT	BLOOD SUGAR MEASUREMENTS (mg/dL)
		SYSTOLIC (UPPER)	DIASTOLIC (LOWER)			
WEDNESDAY	__:__ AM					
	__:__ AM					
	__:__ PM					
	__:__ PM					

	TIME	BLOOD PRESSURE		PULSE HEART RATE	WEIGHT	BLOOD SUGAR MEASUREMENTS (mg/dL)
		SYSTOLIC (UPPER)	DIASTOLIC (LOWER)			
THURSDAY	__:__ AM					
	__:__ AM					
	__:__ PM					
	__:__ PM					

YEAR: MONTH: WEEK:

	TIME	BLOOD PRESSURE		PULSE HEART RATE	WEIGHT	BLOOD SUGAR MEASUREMENTS (mg/dL)
		SYSTOLIC (UPPER)	DIASTOLIC (LOWER)			
FRIDAY	__:__ AM					
	__:__ AM					
	__:__ PM					
	__:__ PM					

	TIME	BLOOD PRESSURE		PULSE HEART RATE	WEIGHT	BLOOD SUGAR MEASUREMENTS (mg/dL)
		SYSTOLIC (UPPER)	DIASTOLIC (LOWER)			
SATURDAY	__:__ AM					
	__:__ AM					
	__:__ PM					
	__:__ PM					

	TIME	BLOOD PRESSURE		PULSE HEART RATE	WEIGHT	BLOOD SUGAR MEASUREMENTS (mg/dL)
		SYSTOLIC (UPPER)	DIASTOLIC (LOWER)			
SUNDAY	__:__ AM					
	__:__ AM					
	__:__ PM					
	__:__ PM					

WEEKLY NOTES:

_____
_____
_____
_____
_____

YEAR: MONTH: WEEK:

	TIME	BLOOD PRESSURE		PULSE HEART RATE	WEIGHT	BLOOD SUGAR MEASUREMENTS (mg/dL)
		SYSTOLIC (UPPER)	DIASTOLIC (LOWER)			
MONDAY	__:__ AM					
	__:__ AM					
	__:__ PM					
	__:__ PM					

	TIME	BLOOD PRESSURE		PULSE HEART RATE	WEIGHT	BLOOD SUGAR MEASUREMENTS (mg/dL)
		SYSTOLIC (UPPER)	DIASTOLIC (LOWER)			
TUESDAY	__:__ AM					
	__:__ AM					
	__:__ PM					
	__:__ PM					

	TIME	BLOOD PRESSURE		PULSE HEART RATE	WEIGHT	BLOOD SUGAR MEASUREMENTS (mg/dL)
		SYSTOLIC (UPPER)	DIASTOLIC (LOWER)			
WEDNESDAY	__:__ AM					
	__:__ AM					
	__:__ PM					
	__:__ PM					

	TIME	BLOOD PRESSURE		PULSE HEART RATE	WEIGHT	BLOOD SUGAR MEASUREMENTS (mg/dL)
		SYSTOLIC (UPPER)	DIASTOLIC (LOWER)			
THURSDAY	__:__ AM					
	__:__ AM					
	__:__ PM					
	__:__ PM					

YEAR: MONTH: WEEK:

	TIME	BLOOD PRESSURE		PULSE HEART RATE	WEIGHT	BLOOD SUGAR MEASUREMENTS (mg/dL)
		SYSTOLIC (UPPER)	DIASTOLIC (LOWER)			
FRIDAY	__:__ AM					
	__:__ AM					
	__:__ PM					
	__:__ PM					

	TIME	BLOOD PRESSURE		PULSE HEART RATE	WEIGHT	BLOOD SUGAR MEASUREMENTS (mg/dL)
		SYSTOLIC (UPPER)	DIASTOLIC (LOWER)			
SATURDAY	__:__ AM					
	__:__ AM					
	__:__ PM					
	__:__ PM					

	TIME	BLOOD PRESSURE		PULSE HEART RATE	WEIGHT	BLOOD SUGAR MEASUREMENTS (mg/dL)
		SYSTOLIC (UPPER)	DIASTOLIC (LOWER)			
SUNDAY	__:__ AM					
	__:__ AM					
	__:__ PM					
	__:__ PM					

WEEKLY NOTES:

_____
_____
_____
_____
_____

YEAR: MONTH: WEEK:

	TIME	BLOOD PRESSURE		PULSE HEART RATE	WEIGHT	BLOOD SUGAR MEASUREMENTS (mg/dL)
		SYSTOLIC (UPPER)	DIASTOLIC (LOWER)			
MONDAY	__:__ AM					
	__:__ AM					
	__:__ PM					
	__:__ PM					

	TIME	BLOOD PRESSURE		PULSE HEART RATE	WEIGHT	BLOOD SUGAR MEASUREMENTS (mg/dL)
		SYSTOLIC (UPPER)	DIASTOLIC (LOWER)			
TUESDAY	__:__ AM					
	__:__ AM					
	__:__ PM					
	__:__ PM					

	TIME	BLOOD PRESSURE		PULSE HEART RATE	WEIGHT	BLOOD SUGAR MEASUREMENTS (mg/dL)
		SYSTOLIC (UPPER)	DIASTOLIC (LOWER)			
WEDNESDAY	__:__ AM					
	__:__ AM					
	__:__ PM					
	__:__ PM					

	TIME	BLOOD PRESSURE		PULSE HEART RATE	WEIGHT	BLOOD SUGAR MEASUREMENTS (mg/dL)
		SYSTOLIC (UPPER)	DIASTOLIC (LOWER)			
THURSDAY	__:__ AM					
	__:__ AM					
	__:__ PM					
	__:__ PM					

YEAR: MONTH: WEEK:

	TIME	BLOOD PRESSURE		PULSE HEART RATE	WEIGHT	BLOOD SUGAR MEASUREMENTS (mg/dL)
		SYSTOLIC (UPPER)	DIASTOLIC (LOWER)			
FRIDAY	__:__ AM					
	__:__ AM					
	__:__ PM					
	__:__ PM					

	TIME	BLOOD PRESSURE		PULSE HEART RATE	WEIGHT	BLOOD SUGAR MEASUREMENTS (mg/dL)
		SYSTOLIC (UPPER)	DIASTOLIC (LOWER)			
SATURDAY	__:__ AM					
	__:__ AM					
	__:__ PM					
	__:__ PM					

	TIME	BLOOD PRESSURE		PULSE HEART RATE	WEIGHT	BLOOD SUGAR MEASUREMENTS (mg/dL)
		SYSTOLIC (UPPER)	DIASTOLIC (LOWER)			
SUNDAY	__:__ AM					
	__:__ AM					
	__:__ PM					
	__:__ PM					

WEEKLY NOTES:

_____

_____

_____

_____

_____

YEAR: MONTH: WEEK:

	TIME	BLOOD PRESSURE		PULSE HEART RATE	WEIGHT	BLOOD SUGAR MEASUREMENTS (mg/dL)
		SYSTOLIC (UPPER)	DIASTOLIC (LOWER)			
MONDAY	__:__ AM					
	__:__ AM					
	__:__ PM					
	__:__ PM					

	TIME	BLOOD PRESSURE		PULSE HEART RATE	WEIGHT	BLOOD SUGAR MEASUREMENTS (mg/dL)
		SYSTOLIC (UPPER)	DIASTOLIC (LOWER)			
TUESDAY	__:__ AM					
	__:__ AM					
	__:__ PM					
	__:__ PM					

	TIME	BLOOD PRESSURE		PULSE HEART RATE	WEIGHT	BLOOD SUGAR MEASUREMENTS (mg/dL)
		SYSTOLIC (UPPER)	DIASTOLIC (LOWER)			
WEDNESDAY	__:__ AM					
	__:__ AM					
	__:__ PM					
	__:__ PM					

	TIME	BLOOD PRESSURE		PULSE HEART RATE	WEIGHT	BLOOD SUGAR MEASUREMENTS (mg/dL)
		SYSTOLIC (UPPER)	DIASTOLIC (LOWER)			
THURSDAY	__:__ AM					
	__:__ AM					
	__:__ PM					
	__:__ PM					

YEAR: MONTH: WEEK:

	TIME	BLOOD PRESSURE		PULSE HEART RATE	WEIGHT	BLOOD SUGAR MEASUREMENTS (mg/dL)
		SYSTOLIC (UPPER)	DIASTOLIC (LOWER)			
FRIDAY	__:__ AM					
	__:__ AM					
	__:__ PM					
	__:__ PM					

	TIME	BLOOD PRESSURE		PULSE HEART RATE	WEIGHT	BLOOD SUGAR MEASUREMENTS (mg/dL)
		SYSTOLIC (UPPER)	DIASTOLIC (LOWER)			
SATURDAY	__:__ AM					
	__:__ AM					
	__:__ PM					
	__:__ PM					

	TIME	BLOOD PRESSURE		PULSE HEART RATE	WEIGHT	BLOOD SUGAR MEASUREMENTS (mg/dL)
		SYSTOLIC (UPPER)	DIASTOLIC (LOWER)			
SUNDAY	__:__ AM					
	__:__ AM					
	__:__ PM					
	__:__ PM					

WEEKLY NOTES:

_____
_____
_____
_____
_____
_____

YEAR:　　　　　　　　　MONTH:　　　　　　　　　WEEK:

	TIME	BLOOD PRESSURE		PULSE HEART RATE	WEIGHT	BLOOD SUGAR MEASUREMENTS (mg/dL)
		SYSTOLIC (UPPER)	DIASTOLIC (LOWER)			
MONDAY	__:__ AM					
	__:__ AM					
	__:__ PM					
	__:__ PM					

	TIME	BLOOD PRESSURE		PULSE HEART RATE	WEIGHT	BLOOD SUGAR MEASUREMENTS (mg/dL)
		SYSTOLIC (UPPER)	DIASTOLIC (LOWER)			
TUESDAY	__:__ AM					
	__:__ AM					
	__:__ PM					
	__:__ PM					

	TIME	BLOOD PRESSURE		PULSE HEART RATE	WEIGHT	BLOOD SUGAR MEASUREMENTS (mg/dL)
		SYSTOLIC (UPPER)	DIASTOLIC (LOWER)			
WEDNESDAY	__:__ AM					
	__:__ AM					
	__:__ PM					
	__:__ PM					

	TIME	BLOOD PRESSURE		PULSE HEART RATE	WEIGHT	BLOOD SUGAR MEASUREMENTS (mg/dL)
		SYSTOLIC (UPPER)	DIASTOLIC (LOWER)			
THURSDAY	__:__ AM					
	__:__ AM					
	__:__ PM					
	__:__ PM					

YEAR: MONTH: WEEK:

	TIME	BLOOD PRESSURE		PULSE HEART RATE	WEIGHT	BLOOD SUGAR MEASUREMENTS (mg/dL)
		SYSTOLIC (UPPER)	DIASTOLIC (LOWER)			
FRIDAY	__:__ AM					
	__:__ AM					
	__:__ PM					
	__:__ PM					

	TIME	BLOOD PRESSURE		PULSE HEART RATE	WEIGHT	BLOOD SUGAR MEASUREMENTS (mg/dL)
		SYSTOLIC (UPPER)	DIASTOLIC (LOWER)			
SATURDAY	__:__ AM					
	__:__ AM					
	__:__ PM					
	__:__ PM					

	TIME	BLOOD PRESSURE		PULSE HEART RATE	WEIGHT	BLOOD SUGAR MEASUREMENTS (mg/dL)
		SYSTOLIC (UPPER)	DIASTOLIC (LOWER)			
SUNDAY	__:__ AM					
	__:__ AM					
	__:__ PM					
	__:__ PM					

WEEKLY NOTES:

_____

_____

_____

_____

_____

_____

YEAR: MONTH: WEEK:

	TIME	BLOOD PRESSURE		PULSE HEART RATE	WEIGHT	BLOOD SUGAR MEASUREMENTS (mg/dL)
		SYSTOLIC (UPPER)	DIASTOLIC (LOWER)			
MONDAY	__:__ AM					
	__:__ AM					
	__:__ PM					
	__:__ PM					

	TIME	BLOOD PRESSURE		PULSE HEART RATE	WEIGHT	BLOOD SUGAR MEASUREMENTS (mg/dL)
		SYSTOLIC (UPPER)	DIASTOLIC (LOWER)			
TUESDAY	__:__ AM					
	__:__ AM					
	__:__ PM					
	__:__ PM					

	TIME	BLOOD PRESSURE		PULSE HEART RATE	WEIGHT	BLOOD SUGAR MEASUREMENTS (mg/dL)
		SYSTOLIC (UPPER)	DIASTOLIC (LOWER)			
WEDNESDAY	__:__ AM					
	__:__ AM					
	__:__ PM					
	__:__ PM					

	TIME	BLOOD PRESSURE		PULSE HEART RATE	WEIGHT	BLOOD SUGAR MEASUREMENTS (mg/dL)
		SYSTOLIC (UPPER)	DIASTOLIC (LOWER)			
THURSDAY	__:__ AM					
	__:__ AM					
	__:__ PM					
	__:__ PM					

YEAR: MONTH: WEEK:

	TIME	BLOOD PRESSURE		PULSE HEART RATE	WEIGHT	BLOOD SUGAR MEASUREMENTS (mg/dL)
		SYSTOLIC (UPPER)	DIASTOLIC (LOWER)			
FRIDAY	__:__ AM					
	__:__ AM					
	__:__ PM					
	__:__ PM					

	TIME	BLOOD PRESSURE		PULSE HEART RATE	WEIGHT	BLOOD SUGAR MEASUREMENTS (mg/dL)
		SYSTOLIC (UPPER)	DIASTOLIC (LOWER)			
SATURDAY	__:__ AM					
	__:__ AM					
	__:__ PM					
	__:__ PM					

	TIME	BLOOD PRESSURE		PULSE HEART RATE	WEIGHT	BLOOD SUGAR MEASUREMENTS (mg/dL)
		SYSTOLIC (UPPER)	DIASTOLIC (LOWER)			
SUNDAY	__:__ AM					
	__:__ AM					
	__:__ PM					
	__:__ PM					

WEEKLY NOTES:

_____
_____
_____
_____
_____
_____

YEAR: MONTH: WEEK:

	TIME	BLOOD PRESSURE		PULSE HEART RATE	WEIGHT	BLOOD SUGAR MEASUREMENTS (mg/dL)
		SYSTOLIC (UPPER)	DIASTOLIC (LOWER)			
MONDAY	__:__ AM					
	__:__ AM					
	__:__ PM					
	__:__ PM					

	TIME	BLOOD PRESSURE		PULSE HEART RATE	WEIGHT	BLOOD SUGAR MEASUREMENTS (mg/dL)
		SYSTOLIC (UPPER)	DIASTOLIC (LOWER)			
TUESDAY	__:__ AM					
	__:__ AM					
	__:__ PM					
	__:__ PM					

	TIME	BLOOD PRESSURE		PULSE HEART RATE	WEIGHT	BLOOD SUGAR MEASUREMENTS (mg/dL)
		SYSTOLIC (UPPER)	DIASTOLIC (LOWER)			
WEDNESDAY	__:__ AM					
	__:__ AM					
	__:__ PM					
	__:__ PM					

	TIME	BLOOD PRESSURE		PULSE HEART RATE	WEIGHT	BLOOD SUGAR MEASUREMENTS (mg/dL)
		SYSTOLIC (UPPER)	DIASTOLIC (LOWER)			
THURSDAY	__:__ AM					
	__:__ AM					
	__:__ PM					
	__:__ PM					

YEAR: MONTH: WEEK:

	TIME	BLOOD PRESSURE		PULSE HEART RATE	WEIGHT	BLOOD SUGAR MEASUREMENTS (mg/dL)
		SYSTOLIC (UPPER)	DIASTOLIC (LOWER)			
FRIDAY	__:__ AM					
	__:__ AM					
	__:__ PM					
	__:__ PM					

	TIME	BLOOD PRESSURE		PULSE HEART RATE	WEIGHT	BLOOD SUGAR MEASUREMENTS (mg/dL)
		SYSTOLIC (UPPER)	DIASTOLIC (LOWER)			
SATURDAY	__:__ AM					
	__:__ AM					
	__:__ PM					
	__:__ PM					

	TIME	BLOOD PRESSURE		PULSE HEART RATE	WEIGHT	BLOOD SUGAR MEASUREMENTS (mg/dL)
		SYSTOLIC (UPPER)	DIASTOLIC (LOWER)			
SUNDAY	__:__ AM					
	__:__ AM					
	__:__ PM					
	__:__ PM					

WEEKLY NOTES:

_____
_____
_____
_____
_____
_____

YEAR: MONTH: WEEK:

	TIME	BLOOD PRESSURE		PULSE HEART RATE	WEIGHT	BLOOD SUGAR MEASUREMENTS (mg/dL)
		SYSTOLIC (UPPER)	DIASTOLIC (LOWER)			
MONDAY	__:__ AM					
	__:__ AM					
	__:__ PM					
	__:__ PM					

	TIME	BLOOD PRESSURE		PULSE HEART RATE	WEIGHT	BLOOD SUGAR MEASUREMENTS (mg/dL)
		SYSTOLIC (UPPER)	DIASTOLIC (LOWER)			
TUESDAY	__:__ AM					
	__:__ AM					
	__:__ PM					
	__:__ PM					

	TIME	BLOOD PRESSURE		PULSE HEART RATE	WEIGHT	BLOOD SUGAR MEASUREMENTS (mg/dL)
		SYSTOLIC (UPPER)	DIASTOLIC (LOWER)			
WEDNESDAY	__:__ AM					
	__:__ AM					
	__:__ PM					
	__:__ PM					

	TIME	BLOOD PRESSURE		PULSE HEART RATE	WEIGHT	BLOOD SUGAR MEASUREMENTS (mg/dL)
		SYSTOLIC (UPPER)	DIASTOLIC (LOWER)			
THURSDAY	__:__ AM					
	__:__ AM					
	__:__ PM					
	__:__ PM					

YEAR: MONTH: WEEK:

	TIME	BLOOD PRESSURE		PULSE HEART RATE	WEIGHT	BLOOD SUGAR MEASUREMENTS (mg/dL)
		SYSTOLIC (UPPER)	DIASTOLIC (LOWER)			
FRIDAY	__:__ AM					
	__:__ AM					
	__:__ PM					
	__:__ PM					

	TIME	BLOOD PRESSURE		PULSE HEART RATE	WEIGHT	BLOOD SUGAR MEASUREMENTS (mg/dL)
		SYSTOLIC (UPPER)	DIASTOLIC (LOWER)			
SATURDAY	__:__ AM					
	__:__ AM					
	__:__ PM					
	__:__ PM					

	TIME	BLOOD PRESSURE		PULSE HEART RATE	WEIGHT	BLOOD SUGAR MEASUREMENTS (mg/dL)
		SYSTOLIC (UPPER)	DIASTOLIC (LOWER)			
SUNDAY	__:__ AM					
	__:__ AM					
	__:__ PM					
	__:__ PM					

WEEKLY NOTES:

_____
_____
_____
_____
_____
_____

YEAR: MONTH: WEEK:

	TIME	BLOOD PRESSURE		PULSE HEART RATE	WEIGHT	BLOOD SUGAR MEASUREMENTS (mg/dL)
		SYSTOLIC (UPPER)	DIASTOLIC (LOWER)			
MONDAY	__:__ AM					
	__:__ AM					
	__:__ PM					
	__:__ PM					

	TIME	BLOOD PRESSURE		PULSE HEART RATE	WEIGHT	BLOOD SUGAR MEASUREMENTS (mg/dL)
		SYSTOLIC (UPPER)	DIASTOLIC (LOWER)			
TUESDAY	__:__ AM					
	__:__ AM					
	__:__ PM					
	__:__ PM					

	TIME	BLOOD PRESSURE		PULSE HEART RATE	WEIGHT	BLOOD SUGAR MEASUREMENTS (mg/dL)
		SYSTOLIC (UPPER)	DIASTOLIC (LOWER)			
WEDNESDAY	__:__ AM					
	__:__ AM					
	__:__ PM					
	__:__ PM					

	TIME	BLOOD PRESSURE		PULSE HEART RATE	WEIGHT	BLOOD SUGAR MEASUREMENTS (mg/dL)
		SYSTOLIC (UPPER)	DIASTOLIC (LOWER)			
THURSDAY	__:__ AM					
	__:__ AM					
	__:__ PM					
	__:__ PM					

YEAR: MONTH: WEEK:

	TIME	BLOOD PRESSURE		PULSE HEART RATE	WEIGHT	BLOOD SUGAR MEASUREMENTS (mg/dL)
		SYSTOLIC (UPPER)	DIASTOLIC (LOWER)			
FRIDAY	__:__ AM					
	__:__ AM					
	__:__ PM					
	__:__ PM					

	TIME	BLOOD PRESSURE		PULSE HEART RATE	WEIGHT	BLOOD SUGAR MEASUREMENTS (mg/dL)
		SYSTOLIC (UPPER)	DIASTOLIC (LOWER)			
SATURDAY	__:__ AM					
	__:__ AM					
	__:__ PM					
	__:__ PM					

	TIME	BLOOD PRESSURE		PULSE HEART RATE	WEIGHT	BLOOD SUGAR MEASUREMENTS (mg/dL)
		SYSTOLIC (UPPER)	DIASTOLIC (LOWER)			
SUNDAY	__:__ AM					
	__:__ AM					
	__:__ PM					
	__:__ PM					

WEEKLY NOTES:

_____
_____
_____
_____
_____
_____

YEAR: MONTH: WEEK:

	TIME	BLOOD PRESSURE		PULSE HEART RATE	WEIGHT	BLOOD SUGAR MEASUREMENTS (mg/dL)
		SYSTOLIC (UPPER)	DIASTOLIC (LOWER)			
MONDAY	__:__ AM					
	__:__ AM					
	__:__ PM					
	__:__ PM					

	TIME	BLOOD PRESSURE		PULSE HEART RATE	WEIGHT	BLOOD SUGAR MEASUREMENTS (mg/dL)
		SYSTOLIC (UPPER)	DIASTOLIC (LOWER)			
TUESDAY	__:__ AM					
	__:__ AM					
	__:__ PM					
	__:__ PM					

	TIME	BLOOD PRESSURE		PULSE HEART RATE	WEIGHT	BLOOD SUGAR MEASUREMENTS (mg/dL)
		SYSTOLIC (UPPER)	DIASTOLIC (LOWER)			
WEDNESDAY	__:__ AM					
	__:__ AM					
	__:__ PM					
	__:__ PM					

	TIME	BLOOD PRESSURE		PULSE HEART RATE	WEIGHT	BLOOD SUGAR MEASUREMENTS (mg/dL)
		SYSTOLIC (UPPER)	DIASTOLIC (LOWER)			
THURSDAY	__:__ AM					
	__:__ AM					
	__:__ PM					
	__:__ PM					

YEAR: MONTH: WEEK:

	TIME	BLOOD PRESSURE		PULSE HEART RATE	WEIGHT	BLOOD SUGAR MEASUREMENTS (mg/dL)
		SYSTOLIC (UPPER)	DIASTOLIC (LOWER)			
FRIDAY	__:__ AM					
	__:__ AM					
	__:__ PM					
	__:__ PM					

	TIME	BLOOD PRESSURE		PULSE HEART RATE	WEIGHT	BLOOD SUGAR MEASUREMENTS (mg/dL)
		SYSTOLIC (UPPER)	DIASTOLIC (LOWER)			
SATURDAY	__:__ AM					
	__:__ AM					
	__:__ PM					
	__:__ PM					

	TIME	BLOOD PRESSURE		PULSE HEART RATE	WEIGHT	BLOOD SUGAR MEASUREMENTS (mg/dL)
		SYSTOLIC (UPPER)	DIASTOLIC (LOWER)			
SUNDAY	__:__ AM					
	__:__ AM					
	__:__ PM					
	__:__ PM					

WEEKLY NOTES:

_____

_____

_____

_____

_____

_____

YEAR: MONTH: WEEK:

	TIME	BLOOD PRESSURE		PULSE HEART RATE	WEIGHT	BLOOD SUGAR MEASUREMENTS (mg/dL)
		SYSTOLIC (UPPER)	DIASTOLIC (LOWER)			
MONDAY	__:__ AM					
	__:__ AM					
	__:__ PM					
	__:__ PM					

	TIME	BLOOD PRESSURE		PULSE HEART RATE	WEIGHT	BLOOD SUGAR MEASUREMENTS (mg/dL)
		SYSTOLIC (UPPER)	DIASTOLIC (LOWER)			
TUESDAY	__:__ AM					
	__:__ AM					
	__:__ PM					
	__:__ PM					

	TIME	BLOOD PRESSURE		PULSE HEART RATE	WEIGHT	BLOOD SUGAR MEASUREMENTS (mg/dL)
		SYSTOLIC (UPPER)	DIASTOLIC (LOWER)			
WEDNESDAY	__:__ AM					
	__:__ AM					
	__:__ PM					
	__:__ PM					

	TIME	BLOOD PRESSURE		PULSE HEART RATE	WEIGHT	BLOOD SUGAR MEASUREMENTS (mg/dL)
		SYSTOLIC (UPPER)	DIASTOLIC (LOWER)			
THURSDAY	__:__ AM					
	__:__ AM					
	__:__ PM					
	__:__ PM					

YEAR: MONTH: WEEK:

	TIME	BLOOD PRESSURE		PULSE HEART RATE	WEIGHT	BLOOD SUGAR MEASUREMENTS (mg/dL)
		SYSTOLIC (UPPER)	DIASTOLIC (LOWER)			
FRIDAY	__:__ AM					
	__:__ AM					
	__:__ PM					
	__:__ PM					

	TIME	BLOOD PRESSURE		PULSE HEART RATE	WEIGHT	BLOOD SUGAR MEASUREMENTS (mg/dL)
		SYSTOLIC (UPPER)	DIASTOLIC (LOWER)			
SATURDAY	__:__ AM					
	__:__ AM					
	__:__ PM					
	__:__ PM					

	TIME	BLOOD PRESSURE		PULSE HEART RATE	WEIGHT	BLOOD SUGAR MEASUREMENTS (mg/dL)
		SYSTOLIC (UPPER)	DIASTOLIC (LOWER)			
SUNDAY	__:__ AM					
	__:__ AM					
	__:__ PM					
	__:__ PM					

WEEKLY NOTES:

_____
_____
_____
_____
_____
_____

www.ingramcontent.com/pod-product-compliance
Lightning Source LLC
Chambersburg PA
CBHW082335230526
45466CB00023BA/3156